LEOPOLDO MAINI

IL CODICE BOCCA-POSTURA

Come migliorare salute, benessere e postura cominciando dalla tua bocca

Youcanprint *Self-Publishing*

Titolo
"IL CODICE BOCCA-POSTURA"

Autore
Leopoldo Maini

Editore
Youcanprint Self-Publishing

ISBN
978-88-27835-36-4

Sito internet
www. Dottmaini.it

INDICE

Prefazione del prof. Massimo Rossato

Ricordo che nel 2013 al Corso Postura e Ski a Madonna di Campiglio-Dimaro quando caddi procurandomi una brutta frattura, Leopoldo fu il primo a raggiungermi, fedele compagno, data la sua bravura sugli sci.

Durante il Corso, pratico sugli sci e teorico in aula, analizzavamo come utilizzare metodiche innovative per stimolare l'anticipazione del gesto atletico, sulla pista dello slalom, mediante i riflessi sulla muscolatura estrinseca dell'occhio che, assieme all'apparato stomatognatico, governa la parte orientativa del corpo umano.

L'obiettivo sportivo agonistico era ottenere una super visione per avere una super prestazione atletica.

Studi di programmazione neurolinguistica dimostrano che il modellamento mediante l'imitazione dei movimenti dell'insegnante sono molto utili nell'apprendimento, così abbiamo lavorato assieme sia sulla propriocezione del recettore podalico dentro gli scarponi da sci, sia sul recettore oculare mediante un apparato chiamato Stereotrainer DM1.

La Postura dell'uomo e la disciplina medica che la studia, la Posturologia, sono fondamentali non solo sugli sci, ambito molto parziale e particolare, ma in tutti i giorni e in tutti i movimenti della nostra quotidianità.

Con le stesse metodologie si corregge l'atleta e la persona che ha mal di schiena o di collo.

Le emozioni hanno un ruolo fondamentale nell'apprendimento perché le afferenze che partono dai propriocettori muscolari, dalla pelle, dai piedi, dagli occhi e finalmente da denti, lingua e ATM arrivano all'amigdala che ha sinapsi con il sistema limbico, organo sede dell'affettività ed emozioni, e all'ippocampo che ha grande importanza nella memorizzazione.

Ho voluto esprimere questo ragionamento, condotto in estrema sintesi, perché Leopoldo Maini ha scritto questo libro cercando di proporre la materia della Posturologia come un dialogo con il lettore, ricco di racconti personali, che faccia emergere emozioni e coinvolgere nelle sensazioni che ha raccolto in molti anni di esperienza durante la sua spiegazione del Sistema Tonico Posturale.

Conobbi Leopoldo Maini nel Corso di Posturologia di Bernard Bricot, i cui insegnamenti, modi di dire francesi e aneddoti traspaiono spesso lungo il percorso del suo libro.

Leopoldo Maini ha saputo superare il suo maestro perché ha approfondito in modo particolare l'apparato stomatognatico, mediante l'uso di devices e tecniche innovativi, senza tralasciare occhi e piedi, purtroppo spesso molto ostici alle conoscenze ortodontiche classiche.

È comune parlare di malocclusione, ma qui si scopre l'importanza della lingua e della deglutizione, di cosa comporti avere un frenulo linguale corto o cosa comporti avere delle amalgame costituite da metalli pesanti, tossici, inseriti in un ambiente orale di acqua e sale. I muscoli masticatori, così come quelli dell'occhio, ma anche gli 11 muscoli della lingua sono tutti connessi fra loro e con il sistema miofasciale che parte dalla testa ed arriva ai piedi, mettendo in relazione i problemi orali ad altre patologie della postura globale della persona, come ad esempio il dorso curvo o scoliosi.

Così posso senza dubbio affermare che si è guadagnato il plauso nella Postural Equipe Academy e con questo libro "Il Codice Bocca – Postura " potrà ottenere il risultato di continuare il suo colloquiare quotidiano sinceramente a casa del paziente-lettore.

Prof. Massimo Rossato
Medico esperto nella Terapia del Dolore, presidente della
Federazione Italiana Posturologia, responsabile scientifico
Postural Equipe Academy.

Introduzione

Esiste una relazione tra il modo in cui combaciano i denti e la tua postura? Certamente sì. La nostra bocca costituisce un organo vero e proprio molto raffinato e delicato, formato dai denti, dalle articolazioni della mandibola e dai muscoli della masticazione, il cui corretto funzionamento è fondamentale per evitare patologie legate alla cattiva postura.

Negli ultimi anni è opinione sempre più comune che una disarmonia dentale e lo stringere troppo i denti durante la notte influenzino l'attività dei muscoli del collo e delle spalle e quindi la posizione della testa, creando fastidiose cefalee, ronzii alle orecchie, giramenti di testa.

È ormai un dato ampiamente confermato che il modo di chiudere i denti, cioè l'occlusione, può contribuire a dei cambiamenti della nostra postura.

Questo libro descrive i meccanimi di base che controllano la masticazione e la postura umana e spiega come l'instabilità della masticazione abbia un effetto evidente sulla postura del nostro corpo.

Molte malattie legate alla postura sono patologie legate alla funzione. Un corpo sano funziona anche bene. Osservate bene i bronzi di Riace: sono perfetti esteticamente. Ma il loro corpo atletico e muscoloso non è solo bello, ma dà anche l'idea di un giovane in perfetta salute; questo vuol dire che quegli atleti erano belli perché funzionavano anche bene.

Si stima oggi che più della metà delle patologie comuni sia causata da fattori funzionali, cioè legati ad una cattiva funzione. Molti sanno che più del 50% della popolazione soffre di mal di schiena e mal di testa di tipo muscolo-tensivo, e che più della metà degli ultrasessantenni soffre di mal di schiena causato da artrosi lombare. Questo insieme di patologie, da molti definite "sindromi posturali", è diventato quasi un'emergenza sanitaria, anche per un problema di costi per il nostro sistema sanitario nazionale in termini di cure. Molti invece non sanno che più del 50% dei bambini e dei giovani soffre di disturbi dell'occlusione dentaria, con associati atteggiamenti scoliotici della colonna vertebrale e disturbi agli arti inferiori, come le ginocchia disallineate (vare o valghe) o i piedi piatti o incavati.

Ma quanti di noi sanno che la posizione dei denti influisce sull'appoggio dei piedi al suolo?

Possiamo considerare l'uomo come un insieme di ossa, muscoli e cellule nervose. Lo scheletro costituisce la nostra impalcatura di sostegno, i muscoli sono il nostro sistema di movimento, il sistema nervoso, insieme col cervello, la centrale operativa di controllo di tutto il sistema.

Possiamo paragonare il nostro cervello a un computer molto sofisticato, dove gli occhi sono la telecamera, le orecchie il sistema audio stereofonico, i piedi la tastiera sulla quale digitiamo continuamente le varie informazioni, la pelle lo scanner in grado di acquisire i vari stimoli, interpretarli e trasferirli alla memoria centrale del computer, e la bocca come una porta usb, nella quale introduciamo tutti i giorni nuove connessioni che vengono analizzate e interpretate continuamente.

Così anche nel nostro corpo ogni minuto vengono trasmesse migliaia di informazioni dai nostri recettori periferici, che sono i piedi - che ci informano in ogni momento della nostra posizione al suolo - la pelle, gli occhi, le orecchie, la bocca.

Se invece nel nostro computer si guasta la tastiera, gli altoparlanti non funzionano o peggio ancora la telecamera trasmette in bianco e nero e magari la porta usb ha i contatti rovinati e non legge le chiavette, funzionerà a scatti, non potremo più lavorare col rischio magari di perdere tutti i dati, provocando così un grave danno.

Così come succede nel computer anche nel nostro corpo, se tutte le informazioni trasmesse sono in equilibrio, il cervello posiziona il corpo nel giusto modo, in caso contrario è costretto a effettuare degli adattamenti di compenso, mandando in tilt sia il sistema muscolare che il sistema di sostegno del corpo.

Il nostro cervello è in grado di ricordare perfettamente tutte le stimolazioni che vengono dall'esterno. Se questi stimoli sono di breve durata non determinano dei grossi squilibri, ma se invece perdurano nel tempo - come ad esempio la mancanza di un dente, un ponte che rialza la masticazione, una cattiva posizione della lingua, un appoggio sbagliato del piede al suolo - il cervello risponde modificando il sistema e creando delle patologie muscolari e scheletriche di tipo funzionale, che col tempo purtroppo diventano irreversibili.

In questo libro scoprirai anche come la posizione della lingua sia pensata per influenzare l'allineamento dei denti e possa causare una malocclusione, cioè un cattivo ingranaggio dentale, oltre a influire notevolmente sulla postura di tutto il corpo. Vedremo come è molto importante correggere al più presto nei bambini, ma anche negli adulti, i difetti della lingua, perché la posizione della lingua è la chiave per mantenere in forma sia i denti che una buona postura.

La nostra masticazione è un sistema molto complesso, paragonabile agli ingranaggi di un orologio. Ogni dente contatta con il suo analogo in 4-5 punti, se moltiplichiamo questi contatti per 32 denti abbiamo più di un centinaio di contatti interdentali. Basterà quindi che solo un dente chiuda male e subito una decina di ingranaggi del nostro "orologio dentale" saranno alterati e il sistema risulterà compromesso.

Dopo tutte queste premesse, come possiamo pensare che un paziente che ha problemi in bocca non abbia anche problemi di postura?

Purtroppo ancora oggi la cosiddetta *evidence based dentistry*, ossia la medicina basata sulle evidenze scientifiche, cioè sulle prove che la ricerca scientifica ha prodotto su un particolare trattamento, nega i rapporti tra postura e occlusione, e mette in dubbio la correlazione tra occlusione e mioartropatie, cioè i disturbi della masticazione, che hanno la loro origine nei muscoli masticatori o nell'articolazione della mandibola.

Possiamo considerare la correlazione tra denti e postura scienza o pura mitologia?

"Potevamo stupirvi con effetti speciali e colori ultravivaci" recitava la pubblicità di un televisore degli anni Ottanta, *"ma noi siamo scienza, non fantascienza: la nostra filosofia è qualità, costante, nel tempo"* proseguiva il presentatore togliendosi gli occhiali a specchio.

Ecco quindi che parafrasando le stesse parole dobbiamo considerare il codice bocca e postura "non fantascienza, ma realtà e scienza", quindi il concetto chiave deve essere che una bocca di qualità ci garantisce una postura costante e senza dolori nel tempo.

Scopriremo insieme nella lettura che se in bocca mancano dei denti avremo una differenza tra la postura di una parte del corpo e l'altra, magari una spalla più bassa, o una gamba più corta.

Negare questo rapporto al giorno d'oggi sarebbe come affermare che la testa e la bocca sono scollegate dal cervello.

Come medici siamo basiti che vengano ancora negati questi rapporti così evidenti tra le patologie della bocca e la postura, anche se le ultime evidenze basate su lavori scientifici del 2016 dicono fondamentalmente che è ora di smetterla di litigare tra medici su questi argomenti, perché questo non aiuta di certo i pazienti.

In sostanza si afferma che tutti i dentisti dovrebbero cominciare a guardare non solo la bocca, ma anche le spalle e la colonna vertebrale dei pazienti, e soprattutto cominciare a fare delle fotografie della schiena e della postura per documentare i casi.

Spesso infatti le scapole alate, le rotazioni delle spalle, i dolori al cingolo scapolare, sono la spia di problemi che risiedono più in alto, a livello dell'articolazione della mandibola (ATM), e che si manifestano spesso con dolore a questa articolazione nell'atto di aprire e chiudere la bocca.

Succede così che pazienti etichettati con generiche diagnosi di fibromialgie o depressione possono trarre giovamento dalla cura della bocca e dal riallineamento della loro postura e non devono essere curati con antidepressivi o iniezioni di antidolorifici come Voltaren e Muscoril, ma vanno semplicemente inquadrati meglio.

Il rapporto tra postura e occlusione esiste eccome! Ma non dobbiamo più ragionare come cento anni fa. Dobbiamo cambiare approccio e capire che i denti non servono solo per masticare e sorridere, ma sono fondamentali per tutto l'equilibrio del corpo.

Oggi siamo in grado di riequilibrare il sistema poiché conosciamo le leggi che governano la postura.

Vorrei raccomandarvi fin da subito di non intendere questo libro come un qualcosa da leggere e poi riporre nella libreria di casa. Vorrei invece che diventasse per voi come un manuale da consultare ogni tanto per tenere freschi nella mente i concetti in esso contenuti.

Prima di proseguire nella lettura, però, procuratevi una matita, o meglio ancora un evidenziatore, e mentre leggete evidenziate qualsiasi cosa riteniate degna di nota per poterla poi ritrovare facilmente in seguito.

Anch'io personalmente quando leggo un libro faccio così, in modo da poter recuperare in qualsiasi momento i concetti chiave che l'autore ha voluto esprimere anche a distanza di tempo senza dover rileggere tutto il libro da capo.

Benissimo… adesso che hai l'evidenziatore in mano puoi iniziare. Buona lettura!

Capitolo 1:
Com'è una bocca normale?

Durante il mio lavoro quotidiano noto molto spesso dei pazienti che non hanno la minima idea di come devono essere in rapporto fra loro i denti nella normalità.

L'argomento è molto importante perché se una mamma non sa come devono essere i denti del suo bambino normalmente, come può capire se c'è qualcosa che non va? Cercherò di spiegare in maniera molto semplice come deve essere un viso e una dentatura normale e come devono ingranare tra di loro i denti.

Partiamo dal viso, che osservato di fronte deve essere simmetrico, cioè uguale nelle due metà destra e sinistra. In particolare, la linea che frontalmente unisce le due pupille, detta bipupillare, quella che unisce le due orecchie e quella tra i due angoli delle labbra devono essere parallele tra loro e orizzontali. La distanza tra l'angolo esterno delle labbra e il centro della pupilla deve essre uguale a destra e a sinistra.

Se queste regole non sono rispettate saremo di fronte a un viso asimmetrico, spesso inclinato da un lato.

Per fare un esempio di un viso asimmetrico, basta pensare a quello di Totò, con la mandibola inferiore tutta deviata da un lato.

Nella vita di tutti i giorni incontriamo spesso persone che presentano una asimmetria del viso. Il fatto grave è che quasi sempre questa si riflette nel resto del corpo, come vedremo più avanti.

Per quanto riguarda i denti, sappiamo tutti di avere un mascellare superiore fisso e una mandibola inferiore mobile. È proprio la mobilità della mandibola a far sì che, se abbiamo qualche contatto anomalo tra i denti (detto precontatto), essa rilevi l'ostacolo e nel tentativo di evitarlo scivoli e vada in deviazione da un lato, creando così l'asimmetria di cui parlavamo.

Questo riflesso, chiamato di evitamento, sta alla base di molti problemi cosiddetti gnatologici (cioè che riguardano la masticazione) e posturali, ed è perciò molto importante, se eseguiamo un'otturazione dal dentista, che questa sia messa nella giusta articolazione con i rispettivi denti, perché se un'otturazione è troppo alta o troppo bassa può creare dei problemi a tutta la masticazione.

In particolare, possiamo dire che un'otturazione alta risulta subito fastidiosa per il paziente già nella stessa seduta in cui è stata fatta. Risultano invece più insidiose e sottostimate le cosiddette "otturazioni basse", che comportano, a lungo andare, dei problemi di perdita di altezza tra i denti contigui.

In certi casi una "otturazione alta" può causare un problema discendente come quello di un mio paziente, che chiameremo Gianni. I nomi delle persone che userò in questo libro sono ovviamente di fantasia, per motivi di privacy, ma si riferiscono a casi clinici reali che ho personalmente curato, nel corso della mia trentennale esperienza come medico dentista.

Gianni, 42 anni, appassionato ciclista, si presenta nel mio studio riferendo di un dolore alla spalla insorto da circa un mese e mezzo. Ha eseguito nelle ultime settimane diversi trattamenti fisioterapici e radiografie della spalla, che non hanno evidenziato nulla di patologico. È molto triste perché da quando ha accusato il disturbo non riesce più ad andare in bicicletta.

La visita gnatologica mette in evidenza un problema muscolare a livello della tempia destra. Sembrerebbe ci sia un precontatto a livello dei denti.

Faccio qualche domanda più mirata a Gianni, che mi riferisce che circa un mese prima ha eseguito un ponte di tre elementi durante un weekend all'estero. Lui era andato là solo per accompagnare un amico, che lo ha convinto però, una volta arrivato sul posto, a sottoporsi ad una visita odontoiatrica, dove è stato proposto il ponte perché mancava un dente.

Gli esami e le prove posturali che ho eseguito su Gianni mi convincono che quel ponte potrebbe essere la causa del suo problema. Nella seduta successiva rimuoviamo il ponte e ne cementiamo uno provvisorio. Il giorno dopo Gianni mi telefona dicendomi che il dolore alla spalla è passato come per magia. È molto felice e mi ringrazia.

Successivamente, dopo un mese di prova con il ponte provvisorio, abbiamo eseguito un nuovo ponte definitivo, con una masticazione corretta, ricavato da quello provvisorio che abbiamo ricopiato fedelmente.

Gianni ha ripreso ad andare in bici ed è diventato un paziente super affezionato del nostro studio. Da questo caso abbiamo capito che una apparentemente semplice otturazione alta può causare problemi nell'immediato fino a creare addirittura nel lungo termine una asimmetria del viso.

Riprendendo il nostro discorso sull'occlusione normale, dobbiamo imparare che nella normalità i denti inferiori devono essere ricoperti uniformemente dai denti superiori di circa 1 mm. Gli incisivi superiori devono ricoprire di circa un terzo gli incisivi inferiori.

Sempre nella normalità i primi molari mandibolari devono essere spostati in avanti rispetto ai molari superiori di circa mezzo dente o mezza cuspide. È questo sottile gioco a livello dei molari che ci permette di classificare le malocclusioni dei denti, come vedremo nel prossimo capitolo.

Se gli incisivi superiori coprono gli inferiori più dei normali 1-2 mm, avremo il cosiddetto *morso profondo,* detto anche in inglese *deep bite* o infraocclusione. Da noi è più usuale chiamarlo morso profondo o morso chiuso.

Dobbiamo ricordarci bene questo termine e i suoi sinonimi, perché come vedremo è causa di buona parte dei problemi gnatologici e posturali che analizzeremo nel corso del libro.

Certe volte il morso profondo è talmente profondo che viene definito "muro anteriore", un termine che caratterizza la cosiddetta "sindrome da ipersbilanciamento anteriore", molto cara al mio maestro, il prof. P. Bracco di Torino, ordinario per molti anni della scuola di specializzazzione in ortognatodonzia e gnatologia, che ha dedicato la sua vita allo studio di queste sindromi, mettendo a punto delle apparecchiature funzionali, a "bite", da utilizzare precocemente nell'età infantile, per prevenire e risolvere principalmente questo tipo di problemi. Parleremo più avanti di queste apparecchiature e del loro effetto regolante sulla postura in un capitolo dedicato a questo argomento.

Nei casi di muro anteriore, cioè di morso molto profondo, gli incisivi inferiori anziché battere 1 mm all'interno sul ciglio degli incisivi superiori, contattano sulla gengiva del palato, creando spesso anche dei traumi sulla stessa. Si capisce molto bene che questa è una masticazione molto traumatica.

A questo proposito ricordo il caso di Mirella, 36 anni, che mi contatta per una visita riferendo da anni un mal di testa ciclico. Di lavoro fa l'insegnante, ha un passato da pallavolista, infatti ha un fisico molto muscoloso e un bel portamento. Ha eseguito molte visite specialistiche per questo mal di testa che la tormenta da diversi anni. Il neurologo non ha trovato nulla di particolare, l'otorinolaringoiatra non ha riscontrato particolari problemi di udito o altre patologie dell'orecchio e le ha consigliato una visita dal dentista per controllare l'articolazione della mandibola.

La risonanza magnetica del collo e del capo, invece, riferisce una forma iniziale di artrosi cervicale con perdita della normale curva del collo, concetto che spiegheremo meglio nei prossimi capitoli.

La cosa che più mi colpisce di Mirella è il morso molto chiuso, al punto che gli incisivi superiori, nella parte interna, sono segnati da un profondo solco lineare dovuto al contatto con quelli inferiori. È chiaro che si tratta di un'occlusione molto traumatica a muro anteriore, al punto che gli incisivi inferiori hanno scavato un solco in quelli superiori.

Delle prove eseguite con due rullini di cotone, che fungono da piccoli rialzi da mettere in bocca, per rilasciare la muscolatura, insieme ad un esame della sua postura, mi confermano che la causa del suo mal di testa potrebbe essere proprio quel muro anteriore.

Dopo aver spiegato a Mirella la probabile causa del suo mal di testa, abbiamo ripristinato la forma degli incisivi danneggiati e confezionato un'apparecchiatura su misura, a bite, facendogliela portare tutte le notti, dopo aver riprogrammato la sua postura.

Il mal di testa, già dopo la prima settimana di utilizzo del bite e delle correzioni posturali, si è attenuato per poi sparire del tutto. Mirella ha sospeso tutte le compresse di antidolorifici che era solita prendere e ora utilizza tutte le notti questa sorta di "antinfiammatorio manuale" chiamato bite.

Voglio sottolineare che il problema del morso profondo non va mai visto nell'immediato ma dopo anni e anni di aperture e chiusure della bocca anomale, cioè in muro anteriore, che determina uno spostamento all'indietro della mandibola, a creare quindi dei problemi all'articolazione della mandibola.

La situazione inversa al morso profondo o sovraoccclusione è la "infraocclusione", cioè quando i denti non toccano fra loro. Essa può essere di diversi gradi, fino ad arrivare al cosiddetto "morso aperto", chiamato anche *open bite* o più semplicemente "beanza anteriore".

Anche la beanza anteriore comporta i suoi problemi dal punto di vista posturale: vedremo più avanti nei dettagli, nel capitolo dedicato alla deglutizione, come in questa sorta di buco che si viene a creare si infili la lingua creando una serie di problematiche sia buccali che posturali.

Porrò adesso una domanda al mio lettore, che a prima vista può sembrare banale ma serve a spiegare un concetto fondamentale.

Nella normalità i denti devono essere a contatto tra di loro, devono toccarsi in chiusura, o devono rimanere aperti?

Molti pazienti sono convinti che i denti in posizione di riposo debbano essere a contatto tra di loro. Invece in posizione di riposo i denti superiori e inferiori non devono toccarsi ma ci deve essere tra di loro uno spazio libero di qualche millimetro.

Questo spazio libero è molto importante e viene chiamato "intervallo libero o spazio libero di sicurezza".

La conservazione dello spazio libero è fondamentale soprattutto in protesi mobile, cioè quando il dentista deve fare una dentiera affinchè si pronuncino bene le parole.

Per capire l'importanza dello spazio libero riporto il caso di Aldo, un energico signore di 70 anni in pensione, dedito alla campagna; viene nel mio studio riferendo che da quando ha cambiato la protesi superiore, circa tre mesi prima, dopo un primo periodo in cui stava bene lamenta dei continui fastidi, non riesce a parlare bene, ha tutti i muscoli del viso tesi. Si sente la faccia sempre "tirata" ed è anche comparso un fastidioso male al collo. La mattina spesso si sveglia col mal di testa. Ma la cosa più curiosa è che fa fatica ad alimentarsi, in particolare quando mangia la minestra. Il cucchiaio gli entra male in bocca e sbatte contro i denti superiori della protesi. Ascoltando il suo racconto comincio a pensare che il suo potrebbe essere un problema di spazio libero legato alla progettazione della sua protesi.

Esamino accuratamente le due protesi e lo invito a pronunciare delle parole con la S, la F, la M, che riesce a dire con fatica.

Mi accorgo così che quelle protesi non permettono un adeguato spazio libero tra le due arcate. Comincio quindi a ritoccare le protesi abbassando i denti fino a che arriviamo ad uno spazio libero corretto e confortevole per Aldo.

Ora Aldo riesce a pronunciare bene le parole. Anche la sua postura, che prima era tutta sbilanciata in avanti, è cambiata, in particolare la posizione della testa, e lui si sente già meglio.

L'indomani ricevo una telefonata in studio alle 8 di mattina: è Aldo che mi dice che la sera prima ha mangiato la sua minestra regolarmente e non gli è sembrato vero, e mi ringrazia calorosamente.

Sucessivamente abbiamo fatto due nuove protesi mobili con l'altezza giusta e abbiamo anche riprogrammato la postura.

Aldo adesso sta bene, continua a mangiare il suo minestrone la sera e a lavorare in campagna.

Abbiamo visto quindi come un semplice caso protesico gestito male possa creare dei problemi anche molto importanti.

Al giorno d'oggi è possibile risolvere una buona parte dei problemi di mal di schiena nei pazienti anziani, semplicemente riprogrammando la postura e riadattando una vecchia dentiera per poi riprogettarne una nuova.

Completiamo ora, dopo aver visto alcuni casi clinici, i parametri di normalità per una buona armonia analizzando il viso di profilo.

I piani del viso visti lateralmente devono essere armoniosi, senza vistosi arretramenti o avanzamenti del mascellare superiore o della mandibola. Vedremo nel prossimo capitolo, dove parleremo delle tre malocclusioni, che la sporgenza del mascellare superiore o della mandibola può essere legata ai denti, oppure di natura ossea, dovuta cioè a un osso cresciuto in eccesso o in difetto.

La vista del profilo del viso viene rilevata dal dentista con una radiografia dedicata chiamata teleradiografia, che eseguiamo di routine quando facciamo uno studio del caso, in ortodonzia, per progettare un apparecchio ortodontico, proprio per rilevare la natura di questi difetti.

Un bravo clinico è già in grado di fare una prima diagnosi solo prendendo in mano la teleradiografia, mettendola controluce e rilevando con un semplice righello, prima di mettere qualsiasi apparecchio, l'angolazione delle due mascelle, chiamata "divergenza", che è in pratica l'indice di misurazione della gravità di una malocclusione, sia nel bambino che nell'adulto.

Possiamo paragonare la divergenza, in base alla sua importanza, alla misura della glicemia nel sangue nel diabete o alla pressione alta, visto che nella gestione di un caso ortodontico è importantissima.

Ricordiamo infine che in una bocca definita normale, ovviamente, i denti devono essere tutti presenti, la lingua quando viene sporta deve essere centrata, e il frenulo sotto la lingua, di cui parleremo ampiamente più avanti, non dev'essere corto tanto da impedirne la fuoriuscita.

L'ultimo parametro di normalità della bocca che non va mai trascurato è l'esame dell'equilibrio tra le due articolazioni della mandibola (chiamate ATM), una delle giunture più sofisticate del nostro organismo. Tali articolazioni, poste davanti all'orecchio, nella normalità devono essere simmetriche durante i movimenti di apertura e chiusura, non devono presentare click o rumori durante l'apertura della bocca, inoltre i muscoli delle tempie ad esse collegate non devono presentare contrazioni, tensioni o dolorabilità.

Parleremo più avanti del perché una spalla ruotata o un dolore in mezzo alle scapole possano essere causati da un problema all'ATM. Per adesso ci basti sapere che un disturbo occlusale ai denti è come avere un sassolino nella scarpa: all'inizio non fa male ed è sopportabile, ma se non lo togliamo ci darà un fastidio continuo.

Così un semplice click all'articolazione potrà provocare una dislocazione della mandibola in grado di turbare un muscolo molto importante della bocca, che possiamo considerare come il direttore generale di tutti i muscoli della masticazione, chiamato pterigoideo laterale, che diventa più grosso e dolente.

Sucessivamente, la dolorabilità e la tensione si estenderanno al muscolo trapezio della spalla dallo stesso lato, e talvolta giù fino al livello del bacino, dove a risentirne è un altro muscolo chiave chiamato psoas, uno dei muscoli interni dell'anca, che contraendosi a sua volta può determinare addirittura una differenza di lunghezza tra le due gambe. Lo psoas, chiamato anche "muscolo dell'anima", perché incide moltissimo sullo stress, l'ansia e la paura, gonfiandosi può dare problemi alla vescica oltre che causare una lombalgia. Questo muscolo è importantissimo per il mantenimento di una postura corretta, poiché è anche in stretta relazione con la respirazione, attraverso il muscolo diaframmatico.

Incredibile, siamo partiti dall'articolazione della mandibola e siamo arrivati alla vescica! Riprenderemo queste interessanti correlazioni sulla postura a livello sistemico nel corso dei vari capitoli del libro. Se invece sei impaziente di scoprire subito altre preziose informazioni sul codice bocca-postura, puoi collegarti al mio sito http://www.dottmaini.it/book-posturologia-facile/ e scaricare gratuitamente la guida "Posturologia Facile", leggendo la quale potrai migliorare le tue conoscenze.

Ma cambiamo adesso argomento, perché spesso i pazienti mi fanno una domanda ricorrente: *"Dottore, mi può dire se io soffro di malocclusione?"*

In realtà c'è molta confusione su questo argomento.

Nel prossimo capitolo cercheremo di capire cos'è una malocclusione e cosa può comportare sulla nostra postura.

Leggilo attentamente, perché tutto inizia dalle 3 malocclusioni!

Capitolo 2:
Le 3 malocclusioni

Sentiamo spesso parlare di occlusione dentaria senza capirne il significato; cercherò pertanto di darne una definizione molto semplice. Possiamo definire l'occlusione come la posizione dei denti quando questi sono a contatto tra di loro in condizioni normali.

Per spiegarci meglio, possiamo intendere l'occlusione dentaria come la linea orizzontale dei denti che definisce il sorriso. Quando avremo degli scompensi a livello dentale o osseo, tali da alterare questa linea armoniosa, avremo una malocclusione di tipo dentario, se riguarda solo i denti, o di tipo osseo se riguarda anche i due mascellari.

Esistono fondamentalmente tre tipi di malocclusioni, definiti di I, II e III classe. Vedremo più avanti come a ciascun tipo di malocclusione corrisponda esattamente un tipo di postura.

Dobbiamo immaginare le due arcate dentarie in condizioni normali come una pentola con il coperchio. L'arcata superiore, che è il coperchio, deve coprire la pentola, cioè l'arcata inferiore, di circa 1 mm. Quindi i denti dell'arcata superiore in condizioni di normalità devono coprire di circa 1 mm quelli dell'arcata inferiore. *L'occlusione di I classe* è quella definita di normalità. I denti visti di profilo sono nella posizione corretta, possono esserci solo lievi irregolarità a livello dentario, così da definirla *malocclusione di I classe*. I rapporti tra molari e incisivi sono regolari, come abbiamo già visto nel primo capitolo.

La malocclusione di II classe, che è la più diffusa, rappresenta più del 70% delle malocclusioni ed è caratterizzata da una sporgenza dei denti dell'arcata superiore rispetto a quella inferiore. Tale sporgenza può essere dell'ordine di qualche millimetro, fino ad arrivare anche a 2 cm e oltre. È ovvio che in questo caso la discrepanza non è più di ordine dentario ma a livello dell'osso, e che quindi il caso diventa di chirurgia ossea, cioè risolvibile solo con un intervento chirurgico e non con un semplice apparecchio per i denti. Infatti, questa malocclusione è dovuta nella maggior parte dei casi ad un arretramento della mandibola.

Più raramente è il mascellare superiore che sporge.

Possiamo dividere la malocclusione di II classe in due sottoclassi: la I divisione e la II divisione.

Nella I divisione gli incisivi sono sporgenti in avanti. In questi casi abbiamo generalmente associata una beanza anteriore con una disfunzione linguale di cui parleremo successivamente, poiché la lingua si infila in questa sorta di buco tra le due arcate creando diverse problematiche.

Nella II divisione invece gli incisivi sono orientati all'indietro; in questo caso, vi è sempre la presenza di un morso profondo, cioè un'eccessiva copertura degli incisivi inferiori da parte dei superiori che come abbiamo già visto, anziché essere di 1 mm come nella norma, può arrivare anche a 5-6 mm, fino a coprire totalmente gli incisivi inferiori che quindi sono poco visibili.

C'è da sapere che il morso profondo, presto o tardi, si presenterà anche nella I divisione, poiché dobbiamo immaginare i denti superiori sporgenti come un balcone e non sorretti dai denti inferiori come avviene nella normalità. Questo fa sì che col passare del tempo i denti superiori estruderanno, cioè usciranno piano

piano dall'osso, coprendo così il morso e creando un morso profondo, con tutte le conseguenze che abbiamo in parte già visto nel primo capitolo.

In questo caso la malocclusione genererà anche un disturbo alle gengive di tipo parodontale, dovuto al movimento di fuoriuscita dei denti dall'alveolo poiché non sorretti dai denti inferiori, che cominceranno a presentare delle recessioni gengivali o delle tasche parodontali.

Abbiamo visto quindi che nel morso profondo gli incisivi superiori coprono in modo eccessivo gli incisivi inferiori. Tale sovraocclusione può arrivare al punto che quando si mangia ci si può ferire il palato con gli incisivi inferiori.

Quanto più gli incisivi superiori nascondono gli incisivi inferiori, tanto prima dovremo intervenire, in particolare nel bambino in crescita, perché prima o poi questo problema peggiorerà e si manifesterà in altre parti del corpo, con un problema a livello del bacino o dei piedi, oppure verrà riscontrato dall'osteopata, magari in occasione di un un trattamento per un trauma o un dolore di un un'articolazione in età adulta.

Inoltre, come succede spesso, il paziente con questo tipo di problemi respira con la bocca anziché col naso, quindi dorme con la bocca aperta o tenendo le mascelle serrate e spesso russa di notte o si addormenta durante il giorno. Ecco quindi che cominciamo a capire come una malocclusione possa essere anche la causa di disturbi durante il sonno, patologie che oggi sono di grande attualità e che vengono raggruppate nell'ambito delle cosiddette OSAS, cioè le sindromi delle Apnee Ostruttive del sonno.

Soffermiamoci qualche minuto per capire meglio queste relazioni tra denti, repirazione e malocclusioni.

Dobbiamo sapere che la frequenza respiratoria media dell'adulto è di circa 12-20 atti al minuto, che sono circa 19.000 respiri al giorno di media.

Il passaggio dell'aria attraverso il naso è necessario fin da bambini per un corretto sviluppo dei seni paranasali, che sono delle cavità contenenti aria situate al di sopra del mascellare superiore.

In pratica a ogni respiro l'aria riempie tali cavità sinusali che sono la base ossea dell'osso mascellare, facendo sì che questa base si ingrandisca e si sviluppi.

Da qui deriva l'estrema importanza di favorire in tutti i modi la respirazione corretta, cioè attraverso il naso del bambino, curando la malocclusione, per avere una crescita armonica del mascellare superiore scongiurando così un affollamento dentario.

Spesso chi soffre di morso profondo oltre a problemi respiratori presenta anche problemi alle orecchie, questo perché gola e orecchie sono collegate da un canale che serve come scarico nella faringe per il muco prodotto nell'orecchio. Se questo canale viene ostruito si creerà un ristagno di muco che andrà a provocare infiammazioni alle orecchie, cioè otiti acute e croniche.

Chi respira dalla bocca anziché dal naso non riesce a mantenere aperto questo canale e quindi soffre spesso di naso chiuso, raffreddore o rinite cronica, e non si rende conto che è la respirazione con la bocca la causa del suo naso chiuso.

Chi respira dalla bocca fin da piccolo non ha mai sviluppato questa funzione, ha sempre utilizzato poco il naso, che si è ostruito progressivamente, come una stradina di campagna che viene col tempo invasa dalle erbacce perché non ci passa mai nessuno.

La minor quantità di aria che transita attraverso il naso si ripercuote anche a livello cerebrale con una diminuzione dell'apporto di ossigeno al cervello. Questa ipoossigenazione fa sì che la respirazione orale si ripercuota a sua volta sul cuore - creando un aumento del battito cardiaco - che a lungo andare ne risentirà.

Per rendersi conto di quanto sia diffusa la respirazione orale basterà osservare quante persone respirano con la bocca aperta davanti alla televisione, al cinema, in un'aula quando seguono una conferenza o quando schiacciano un pisolino sul divano.

I principi che abbiamo esposto sono validi sia per il bambino in crescita che per l'adulto, che curando la malocclusione potrà così migliorare anche molte patologie legate al russamento notturno.

Dobbiamo sapere fin da subito che tutte le II classi dal punto di vista della postura spostano in avanti la posizione della testa e delle spalle, con conseguenti problemi posturali che vedremo in dettaglio più avanti.

Possiamo già anticipare che la posizione della mandibola condiziona la posizione sia della cervicale, e quindi del collo, che delle scapole, cioè la posizione cervico-scapolare.

Nel terzo tipo di malocclusione, chiamata malocclusione di III classe, invece, abbiamo i denti dell'arcata inferiore che sporgono rispetto a quelli dell'arcata superiore, dando un aspetto caratteristico alla persona che presenterà così un mento sporgente.

Questo tipo di malocclusione rappresenta fortunatamente una percentuale che varia dal 3 al 10% dei casi, diciamo fortunatamente perché spesso il difetto è su base ossea e non solo dentale, e pertanto in alcuni pazienti adulti il caso può essere corretto solo chirurgicamente.

La chirurgia maxillo-facciale in questi casi effettuerà una riduzione chirurgica della mandibola, per quanto possibile, cercando di adattarla al mascellare superiore, che in taluni casi viene anche mobilizzato e spostato in avanti.

Questo tipo d'intervento si chiama intervento combinato perché viene effettuato simultaneamente sui due mascellari, accorciando la mandibola e spostando avanti il mascellare superiore.

In questi casi in cui la mandibola è più grande del mascellare superiore, avremo anche una posizione bassa della lingua con uno spostamento all'indietro del capo.

Le persone interessate hanno un aspetto caratteristico che a prima vista può sembrare imbronciato, perché sembrano guardarti dall'alto verso il basso inclinando la testa; in realtà si tratta di una caratteristica dovuta alla conformazione delle ossa del viso e della mandibola che conferisce loro questo tipico aspetto da "duri".

In alcuni casi vi è un compenso a livello dentario dei denti dell'arcata inferiore che s'inclinano all'indietro rispetto ai superiori (retroinclinazione), tipico delle III classi, oppure un'occlusione chiamata "testa a testa". In quest'ultimo caso, i denti delle due arcate sono allineati l'uno sull'altro e sfregano tra di loro, usurandosi quindi precocemente. Avremo anche in questo caso una posizione relativamente posteriore della testa.

Abbiamo già capito da questi pochi concetti come sia importante intercettare le malocclusioni in generale, ma soprattutto la malocclusione di III classe nel giovane in crescita per prevenire l'eventuale intervento chirurgico sulla mandibola.

Una postura tipica con la testa all'indietro e un'occlusione testa a testa, già a sette-otto anni, è indice di una crescita mandibolare che va tenuta sotto controllo.

Purtroppo, non è possibile frenare la crescita ossea della mandibola, che viene trasmessa ereditariamente, ma è possibile mettere in atto tutti quei presidi ortodontici con apparecchiature funzionalizzanti durante la crescita per limitarla intervenendo precocemente. In tal modo potremo cercare di evitare un intervento chirurgico, e se non saremo in grado di evitarlo, potremmo semplificare di molto il caso, perché un conto è accorciare la mandibola di mezzo centimetro chirurgicamente, un altro conto è accorciarla di 2 cm.

Riepilogando, possiamo dire che a ogni malocclusione è associato un tipo di postura. Alla prima classe dentaria corrisponde una postura corretta e allineata di spalle e bacino. Nella II classe avremo uno spostamento anteriore del baricentro con avanzamento della testa e del piano scapolare rispetto al bacino con sovraccarico della zona lombare. Questo tipo di postura caratteristico viene definito piano scapolare anteriore.

Nella III classe invece avremo l'opposto, cioè la testa sarà arretrata, il mento sporgente e le spalle posteriorizzate. Questo tipo di postura viene definito piano scapolare posteriore, dove le spalle viste di profilo sono più posteriori del bacino.

Il merito di questa classificazione sta a un altro dei miei maestri, il prof. Bricot, che per primo, molti anni fa, ha evidenziato queste correlazioni tra bocca e postura. Sua è una figura molto famosa in tutto il mondo in cui i diversi tipi di postura con piano scapolare anteriore e posteriore vengono correlati con i vari tipi di malocclusioni.

Ma cosa succede alla nostra bocca, e di conseguenza alla nostra postura, quando manca anche un solo dente?

Negli anni passati, quando mancava un dente, specialmente nei settori posteriori, la gente non si curava troppo di ripristinarlo, anche perché non esisteva ancora l'implantologia ossea, che permette di rimpiazzare un solo dente mancante senza toccare quelli adiacenti.

Spesso si era costretti a ricorrere a un ponte limando il dente davanti e quello dietro, che magari erano perfettamente sani. Pertanto i pazienti preferivano rimanere senza un dente, piuttosto che sacrificare denti e portafoglio per rimpiazzarlo.

Diverso è invece il discorso se questi due denti erano già cariati o devitalizzati, perché in questo caso il loro recupero con un ponte era addirittura consigliato per prolungarne la durata e preservare la masticazione.

Al giorno d'oggi quando manca un molare inferiore, perso per carie o per un trauma, possiamo eseguire un impianto osseo addirittura post-estrattivo, cioè immediatamente dopo aver eseguito l'estrazione, ripristinando così subito il dente mancante.

Oggi preferiamo sostituire un dente con un impianto subito dopo averlo estratto, perché così facendo preveniamo il ritiro dell'osso che avviene sempre dopo l'estrazione. Avremo così a disposizione più osso per l'impianto e di qualità migliore.

Puoi vedere cliccando su questo link sul mio sito qualche esempio di implantologia ossea tanto per chiarirti un po' le idee.

http://www.dottmaini.it/video-guide/

E se invece non mettiamo subito il dente dopo l'estrazione, quali sono le conseguenze? Per prima cosa avremo uno spostamento lento e progressivo all'indietro del dente davanti, e in avanti del dente dietro, così da chiudere lo spazio di estrazione. Non solo, ma avremo anche la fuoriuscita graduale dall'osso del dente antagonista a cercare il dente che non c'è più.

Spesso i pazienti mi chiedono di ripristinare un dente dell'arcata inferiore che manca da molti anni. Purtroppo spesso questo non è più possibile, perché lo spazio di estrazione si è notevolmente ridotto a causa dell'inclinazione dei denti vicini, e il dente sopra è sceso a tal punto che non c'è più spazio per mettere un dente sostitutivo. Tutto quello che ho descritto fino ad ora è visibile nel filmato a questo link sul mio sito http://www.dottmaini.it/perdere-un-dente/

Qual è la soluzione in questo caso in cui abbiamo perso lo spazio? L'unica soluzione è ricorrere all'ortodonzia cercando di raddrizzare i denti inclinati tramite un'apparecchiatura per riportare la situazione allo stato iniziale. Si capisce bene che un paziente adulto di fronte alla scelta di mettere un apparecchio ortodontico fisso, per intenderci uno di quegli apparecchi con i ferretti, perlomeno per 12-15 mesi presenti delle perplessità e finisca col non fare niente e tenersi il buco.

Fortunatamente oggi abbiamo la soluzione anche per questo problema. Si tratta di un nuovo modo di riallineare i denti senza che nessuno se ne accorga. Questa nuova tecnologia si compone di una serie di mascherine trasparenti invisibili e rimovibili, che vengono sostituite periodicamente da un nuovo set. Ogni mascherina è realizzata appositamente su misura per i denti del singolo paziente.

I denti si muovono piano piano, settimana dopo settimana, finché non avremo ripristinato la situazione ottimale per poter posizionare l'impianto.

Se mi avessero detto 30 anni fa, quando ho iniziato a fare il dentista, che sarebbe stato possibile inserire un nuovo dente subito dopo l'estrazione e ricreare lo spazio per il dente estratto magari anni prima, senza un apparecchio fisso, probabilmente non ci avrei creduto. Invece oggi tutto questo è possibile grazie alle numerose nuove tecniche che sono state introdotte nella moderna odontoiatria.

Abbiamo visto che i denti mancanti, dovuti purtroppo al fatto che non si provvede a ripristinarli in tempi brevi dopo l'estrazione, provocano un'alterazione della normale occlusione, poiché i denti vicini s'inclinano per riempire il vuoto, creando uno spostamento di entrambe le arcate. Avremo quindi un'estrusione, cioè una fuoriuscita dei denti antagonisti, che si ritrovano senza un contrappoggio. Il risultato finale è un'alterazione dell'occlusione delle due arcate e dei cicli della masticazione, ma soprattutto la creazione di precontatti, cioè contatti anomali tra i denti che possono portare a problemi anche gravi dell'articolazione della mandibola.

Noto spesso che i pazienti quando faccio questo esempio sono consapevoli che la perdita della falange di un dito genera un'invalidità ben precisa e codificata attraverso le tabelle utilizzate dalle assicurazioni per risarcire il danno, ma non danno alcuna importanza alla perdita di uno o più denti, che non viene percepita come un'invalidità permanente.

Si tratta in entrambi i casi di un indebolimento di un organo specifico, quello masticatorio nel caso dei denti. È dunque fondamentale che i pazienti ripristinino i denti mancanti, soprattutto perché la mancanza anche di un solo dente provoca oltre al precontatto una "disfunzione linguale".

Infatti, dobbiamo anticipare che la lingua si infila sempre lateralmente nello spazio del dente mancante, creando una tipica alterazione della postura che analizzeremo meglio nel prossimo capitolo, dedicato alla postura linguale.

È possibile durante la visita posturale andare a correggere questa disfunzione semplicemente cercando di rimettere il dente mancante, magari anche solo facendo una prova con un cotoncino e ingannando così la lingua.

La perdita dei denti è dovuta nell'80% dei casi ad una carie, tutto questo si può evitare con un'igiene orale accurata e quindi con la prevenzione.

Prevenire è meglio che curare, recita una frase ormai famosissima, cavallo di battaglia dell'Andi (Associazione Nazionale Dentisti Italiani), associazione di cui faccio parte da molti anni, quindi possiamo affermare che lavarsi bene i denti vuol dire prevenire non solo la carie ma anche i disturbi della postura!

Nel prossimo capitolo imparerai l'importanza per la nostra corretta postura di alcune funzioni primarie della bocca che noi tutti diamo per scontate, come la deglutizione e la respirazione, ma che rivestono un ruolo primario nella prevenzione dei disordini posturali fin dalla più tenera età, se non funzionano nella maniera corretta.

Capitolo 3
Attento a come deglutisci!
Attento a come respiri!

Abbiamo descritto finora le tre malocclusioni principali dividendole scolasticamente in tre categorie: la prima, la seconda e la terza classe. Sappiamo anche che ognuna di queste può essere complicata da altre due malocclusioni che sono l'una l'opposto dell'altra: il morso aperto e il morso profondo.

Il morso aperto si ha quando, con i denti chiusi, gli incisivi in alto non raggiungono quelli in basso, in pratica i denti non si toccano tra di loro. Questa patologia si chiama anche, come abbiamo già detto, beanza anteriore o *open bite*, ed è strettamente legata alla lingua e quindi alla deglutizione, poichè quando è presente la lingua si infila attraverso questo buco e lo mantiene nel tempo innescando un circolo vizioso.

In questo tipo di malocclusione avremo sempre problemi di deglutizione e di pronuncia legati alla disfunzione linguale. L'*open bite* è un tipo di malocclusione che non è compatibile con una respirazione normale (cioè attraverso il naso) e con una posizione normale della lingua, quindi questi soggetti fin dall'infanzia respirano solo con la bocca e non usano il naso. Se il vizio è presente fin dall'infanzia il bambino avrà un aspetto del viso caratteristico chiamato "faccia adenoidea". Si tratta di bambini con difficoltà scolastiche, spesso assenti dalla realtà, sognatori e affaticati nel compiere le azioni quotidiane.

Il termine "moccioso", ormai in disuso, significa alla lettera "col moccolo al naso": questi bambini sono spesso raffreddati e respirando male hanno la goccia che gli cola sempre dal naso, parlano sputacchiando, hanno spesso la lingua tra i denti, inoltre presentano sempre problemi di pronuncia e di deglutizione.

Ma come deve essere una deglutizione corretta?

La corretta deglutizione si acquisisce durante l'infanzia e, perché sia corretta, la punta della lingua non deve infilarsi in mezzo ai denti, ma alloggiarsi dapprima sul palato, per poi appoggiarsi con la punta dietro i due incisivi centrali nella zona dove troviamo le cosiddette papille retroincisive.

Si tratta di una zona importantisima chiamata "spot" situata dietro i due incisivi centrali. Lo spot palatino è una zona riccamente innervata e dotata di molti riflessi che collegano la bocca a molte altre parti del corpo.

Affinchè la deglutizione sia corretta, la lingua deve appoggiarsi sullo spot, mentre, in caso di deglutizione anomala, andrà invece ad appoggiarsi sui denti dell'arcata superiore o inferiore, causando uno spostamento di tali elementi fino ad arrivare allo sfondamento anteriore in età adulta, con conseguente perdita dei denti.

Per rendersi conto della forza della lingua dobbiamo sapere che si deglutisce circa 2000-2500 volte al giorno. È proprio l'appoggio corretto della lingua sull'osso che fa sì che questo si plasmi e si sviluppi. L'appoggio sui denti invece ne provoca l'inevitabile inclinazione con prutrusione in avanti di tutta la parete anteriore del mascellare superiore.

Quando acquisiamo la corretta deglutizione?

Il corretto modo di deglutire viene acquisito entro i tre anni di età. La cosa più importante è che, se la deglutizione rimane scorretta ad esempio fino ai dodici anni, abbiamo perduto inevitabilmente la chance di milioni di stimolazioni linguali sul palato (circa duemila deglutizioni al giorno moltiplicato per 12 anni), che non venendo "plasmato" non si sviluppa, non si allarga e non si modella correttamente. Tutto ciò causerà seri problemi di carenza di spazio, con conseguente affollamento dentario e tendenza all'inclusione di alcuni elementi dentari, in particolare dei canini permanenti. Ne conseguirà che, magari, il ragazzo si presenterà in visita ortodontica per mettere un apparecchio a 13-14 anni con una deglutizione anomala, un palato stretto, i denti affollati e i canini in inclusione.

Questi sono i casi tipici in cui gli ortodontisti a causa di un intervento tardivo sono costretti a estrarre dei denti permanenti per fare lo spazio e allineare tutti gli altri elementi dentari.

Per parlare di prevenzione posso dire che un esercizio molto semplice, che eseguo tutti i giorni sui miei pazienti, per valutare se una deglutizione è corretta, è quello di tenere con due dita il labbro inferiore, scostarlo in avanti e invitare il soggetto a deglutire. Il bambino con problemi di deglutizione farà molta fatica a mandare giù la saliva perché in questo modo abbiamo eliminato il suggello labiale, cioè il meccanismo attraverso il quale lui compensa il morso aperto anteriore chiudendo le labbra ed evitando così la fuoriuscita della lingua.

Un altro esercizio che può sperimentare anche il lettore, per verificare se la sua deglutizione è corretta, è quello di mettere un sorso d'acqua in bocca, chiudere stringendo i denti e provare a deglutire cercando di mandarla giù a denti stretti e labbra non serrate. Se l'acqua cade fuori dalla bocca è purtroppo un segno di deglutizione anomala ben evidente anche negli adulti.

Abbiamo visto che la respirazione col naso e la corretta deglutizione sono fondamentali per far crescere in maniera corretta le ossa dei mascellari.

La lingua però, è responsabile anche della pronuncia corretta delle parole, cioè di quella funzione che chiamiamo fonazione, strettamente correlata alla respirazione.

Il respiro è la cosa più preziosa che abbiamo. Possiamo rimanere senza bere per alcuni giorni, possiamo rimanere senza mangiare qualche settimana, ma non possiamo smettere di respirare. La buona respirazione è alla base di qualsiasi esercizio di rilassamento e postura. Respirare bene è fondamentale nel canto, nel teatro e nella gestione delle emozioni. In tutto questo la bocca e i denti hanno un ruolo fondamentale.

La lingua e il palato sono i protagonisti della buona fonazione, della corretta respirazione della deglutizione.

In un mondo dominato tutti i giorni dal marketing e dall'estetica, dobbiamo capire che non è importante solo avere denti belli e dritti, ma è fondamentale che essi siano funzionali, cioè funzionino bene! *Ma cosa s'intende per funzione?*

Nella nostra bocca, oltre alla masticazione, sono tre gli aspetti principali da tenere sott'occhio: la fonazione, la respirazione e la deglutizione. Elementi importanti che possono veramente cambiare la qualità della vita di una persona.

Dobbiamo sapere che la buona deglutizione, oltre ad essere un aspetto fondamentale per lo sviluppo della bocca nel bambino, è anche molto importante per evitare i dolori al collo e alle spalle nell'adulto. In una visione più globale, possiamo dire che la buona deglutizione è indice di una buona postura.

La fonazione, funzione primaria della comunicazione verbale, è quella cosa che gli attori, i giornalisti, i cantanti, i doppiatori di tutto il mondo cercano di allenare tutti i giorni della loro vita per raggiungere l'eccellenza comunicativa. Imparare a usare la voce è come imparare a suonare uno strumento, ma se non hai lo strumento giusto e accordato è difficile suonare una buona sinfonia.

La bocca funzionale è lo strumento che suona la musica perfetta. Nei bambini che hanno una respirazione viziata dalla bocca spesso si manifestano russamento e apnee notturne, indice del malposizionamento della lingua e della mandibola. Questi due aspetti possono generare nell'adulto addirittura uno squilibrio dell'articolazione della mandibola, che a volte porta a problemi di ronzii e vertigini.

Quindi è importante che i genitori tengano consapevolmente sotto controllo queste cose, dopo aver scoperto cosa significa avere un approccio funzionale alla bocca. In questo modo la responsabilità di dare ai nostri figli la miglior opportunità di crescita viene condivisa col professionista odontoiatra che lo prenderà in cura.

Tutti i giorni assieme al mio team lavoriamo in studio per prenderci cura dei bambini e ci attiviamo per proporre soluzioni pratiche che tengano conto di questi aspetti importanti. È un dovere morale ed etico che ci spinge, è una scelta che abbiamo fatto il giorno del nostro giuramento da medici. Sapere che dall'altra parte ci sono genitori consapevoli ci rende più fieri di quello che stiamo facendo.

Ho messo a punto un elenco di sette punti secondo i quali, se noti una di queste problematiche nel tuo bambino, devi rivolgerti allo specialista per un consulto.

Puoi anche approfondire queste informazioni collegandoti a questo link web per vedere il mio video dedicato all'ortodonzia infantile.

http://www.dottmaini.it/trattamenti/ortodonzia-pediatrica/

1) Osserva se vedi la lingua tra i denti: controlla se i denti anteriori del tuo bambino combaciano e poi fallo deglutire. Se non combaciano avremo un morso aperto; se invitandolo a mandare giù la saliva la lingua si interpone tra i denti, allora avremo un problema di disfunzione linguale.

2) Denti sporgenti in avanti: controlla se i denti davanti sporgono più di uno o due millimetri; per evitare interventi chirurgici da adulti è bene intervenire precocemente con un consulto ortodontico.

3) Morso inverso: controlla se l'arcata superiore è più piccola di quella inferiore; il difetto non potrà che peggiorare nel tempo e va trattato subito.

4) Difetto di pronuncia: se noti un difetto a pronunciare certe parole ricorda che l'uso prolungato del ciuccio, del biberon o l'abitudine a masticare penne e matite peggiorano la situazione.

5) Russamento notturno: risvegli frequenti e improvvisi, pipì nel letto, ansia, distrazione e irritabilità sono altri segni del russamento notturno.

6) Stridore di denti: è una modalità per scaricare la tensione emotiva del bambino simile al borbottio notturno e al succhiamento del pollice; anche in questo caso è necessario un consulto con un odontoiatra esperto di queste problematiche.

7) Difficoltà di respirazione: se il bambino respira male di notte e di giorno tiene la bocca aperta, potrebbe sviluppare, come abbiamo visto, un volto tipico con viso allungato, naso stretto e aspetto sorpreso chiamato volto adenoideo. Urge anche in questo caso un consulto con un odontoiatra esperto in ortodonzia infantile.

Come sono andati questi controlli? Hai notato dei problemi?

Magari potrebbero essere dei falsi allarmi, o solo dei dubbi, ma se riscontri questi problemi su di te o sul tuo bimbo, consulta uno specialista del settore prenotando una visita specialistica.

Continuiamo adesso parlando della corretta masticazione, visto che i denti servono principalmente per masticare, e cerchiamo di capire perché una corretta masticazione sia in grado anche di migliorare la nostra postura.

Ai nostri giorni, a causa di lavoro eccessivo, stress e preoccupazioni, consumiamo i pasti sempre più velocemente, col risultato che mandiamo giù i bocconi quasi interi non masticandoli. Spesso facciamo per masticare solo movimenti di apertura e chiusura, e non eseguiamo quelli che dovrebbero essere i movimenti giusti, cioè anche quelli di lateralità destra e sinistra. È proprio grazie a questi movimenti infatti che il cibo viene macinato.

I soggetti che presentano un morso profondo e quelli con malocclusione di III classe hanno questo tipo patologico di masticazione. In pratica non masticano, col risultato che la loro digestione sarà molto difficile. Stomaco e intestino ne risentiranno e prima o poi daranno segni della loro disfunzione.

Mandare giù gli alimenti interi elimina quello che è il senso del gusto, che dipende dal tempo di transito del cibo nella bocca. Più il cibo resta nella bocca e più ne gusteremo il sapore.

Ecco che una masticazione armoniosa ci permette di prevenire molti disturbi a livello dell'apparato digerente, quindi la prossima volta che ci sediamo a tavola cerchiamo di mantenere più tempo possibile il cibo in bocca cercando di assaporarlo e masticarlo nella maniera corretta.

Un discorso a parte merita la cosiddetta *masticazione unilaterale,* che ci aiuterà a comprendere quali sono i risvolti posturali di una masticazione errata.

Tutti noi abbiamo un lato prevalente di masticazione. Se per esempio il signor Rossi mastica per tutta la vita dal lato destro, magari perché gli mancano alcuni denti dall'altro lato, svilupperà una deviazione della mandibola verso destra, da cui deriverà un aumento di volume dei muscoli della testa dallo stesso lato, con conseguente inclinazione della testa verso destra.

L'aumento del tono muscolare e le tensioni craniche che ne derivano talvolta si manifestano con forti mal di testa di natura inspiegabile.

Questo quadro può essere peggiorato dalla presenza, per esempio, di un contatto anomalo su un dente, provocando uno squilibrio posturale con abbassamento della spalla dallo stesso lato. Il bacino si adatterà a questa nuova situazione ruotando per mantenersi parallelo al piano delle spalle e degli occhi. Infine il piede, "tampone" di tutto il sistema posturale, cercherà di adattare gli squilibri che provengono dall'alto torcendosi e ruotando verso l'interno (piede valgo) o verso l'esterno (piede varo), per mantenere un giusto equilibrio a terra.

Ecco che il sistema posturale ha creato un "compenso nello scompenso", col risultato che la nostra postura risulta aggrovigliata su se stessa. In questo caso, se il signor Rossi non provvede a correggere la sua bocca, riequilibrando così la spalla e il bacino, potrà avere dei seri problemi, come mal di schiena cronico, dolore alle ginocchia e dolore ai piedi causato dal cattivo appoggio al suolo.

Questa torsione a spirale può rendersi evidente già in giovane età e prende il nome di scoliosi. Mi è capitato sovente di visitare pazienti che mi hanno detto: *"Sa, dottore, da piccolo ho sofferto di scoliosi"*; ebbene, è esattamente come dire: *"Sa, dottore, da piccolo ho sofferto di carie…"*.

Se uno da piccolo ha sofferto di carie, infatti, i segni sui denti saranno ben evidenti con la presenza di otturazioni in bocca che restano per tutta la vita, a volte con le antiestetiche otturazioni grigie in amalgama, che tutti noi dentisti abbiamo eseguito nelle bocche dei pazienti fino a qualche decina di anni fa, di cui parleremo più avanti. Invece, nell'immaginario delle persone, si crede che chi ha sofferto di scoliosi da piccolo possa esserne magicamente guarito. Il problema è che non è guarito, ma si è semplicemente dimenticato della patologia, visto che non gli ha più dato problemi o dolori. La scoliosi, in misura più o meno grave, è sempre lì presente, ma il paziente non ne è più consapevole. Lo diventerà in occasione del primo mal di schiena o "colpo della strega" occorso nel sollevare dei pesi, oppure in occasione di una radiografia della colonna vertebrale, quando sarà diagnosticata nel referto una *"deviazione del rachide destro convessa a livello toracico e sinistro convessa a livello lombare con limitazione dello spazio interdiscale etc etc"*.

In buona sostanza la scoliosi è rimasta silente per tutti questi anni, fino al momento in cui un fattore esterno ha provocato la rottura di un equilibrio instabile, creando una patologia che sembra nuova ma che in realtà c'è sempre stata.

Quasi sempre, nella scoliosi è presente una malocclusione o una deglutizione patologica. Inoltre, per quanto riguarda il mal di schiena, è praticamente sempre dimostrabile una correlazione tra la bocca e la postura. Per questo al giorno d'oggi è impensabile pensare di curare queste patologie senza prima occuparsi della bocca.

Abbiamo visto che una respirazione attraverso il naso è fondamentale per far crescere in modo armonioso i mascellari ed evitare che la mandibola arretri ruotando in posteriorità.

La respirazione attraverso la bocca è un problema molto diffuso che ha sempre delle implicazioni posturali.

Il naso è fondamentale per filtrare l'aria dalle impurità; se respiriamo attraverso la bocca, l'aria attraversa troppo velocemente le vie respiratorie, creando infiammazioni ricorrenti al naso e alla faringe, che portano ad un aumento di volume delle adenoidi, due piccole ghiandole note come tonsille faringee che, insieme alle tonsille, costituiscono una prima barriera difensiva contro i microbi.

La respirazione orale, cioè la mancanza del passaggio di aria attraverso il naso, è dovuta sia a una posizione bassa della lingua che alla presenza di una deglutizione atipica, cioè sbagliata, con spinta della lingua contro i denti anziché sul palato.

Non dobbiamo pensare che questi problemi riguardino solo i bambini poiché, se non diagnosticati e curati per tempo, resteranno anche nell'adulto, con una serie di problematiche che diventeranno croniche.

Infatti, la respirazione orale abituale, cioè quella eseguita abitualmente con la bocca, determina una incompetenza muscolare delle labbra e una cattiva postura linguale. Si crea quindi un circolo vizioso in cui le labbra non si chiudono bene, determinando una lassità dei muscoli della lingua, che a sua volta peggiora tutto il quadro. Avremo chiusura cronica del naso con faringiti ricorrenti, abbassamenti di voce e irritazioni alle vie respiratorie.

La cronicizzazzione successiva determinerà un'alterazione di tutte le catene muscolari e fasciali che, come vedremo in seguito, partono dalla lingua e sono fondamentali per la nostra postura.

Il respiratore orale avrà una postura con la testa e il tronco anteriorizzati e una respirazione molto superficiale, alta a livello toracico, con ridotti movimenti respiratori. L'atteggiamento del corpo sarà di chiusura delle catene muscolari anteriori, perché la respirazione frequente e superficiale riempirà poco i polmoni; il diaframma, che è un muscolo posto alla base del torace, è fondamentale per la respirazione e funzionerà male perché sarà bloccato durante i movimenti della respirazione.

É fondamentale intervenire in stadi precoci del problema, attraverso una collaborazione multispecialistica con l'otorinolaringoiatra, per la parte di sua competenza, cioè adenoidi e tonsille, con l'ortodontista, che curi la patologia legata a denti e ossa del mascellare, con la logopedista, fondamentale per inquadrare i problemi linguali, e con l'osteopata, utilissimo per sbloccare la patologia cranio-sacrale e posturale.

Ripeto nuovamente che questi concetti sono validi sia per il bambino che per l'adulto, che ne trarrà senz'altro molto giovamento.

Nei bambini le adenoidi ingrossate, per ristagno del muco che si forma per la mancanza del passaggio di aria attraverso il naso, sono spesso sottoposte ad asportazione chirurgica per liberare le vie aeree. L'asportazione delle adenoidi, insieme alle tonsille, libera le vie aeree poiché produce un basculamento indietro della base della lingua, che determina un aumento dello spazio tra denti e lingua dopo l'intervento, migliorando tutta la sintomatologia correlata. L'incompetenza delle labbra, spesso associata, cioè la presenza di un labbro superiore rialzato, che non riesce a coprire i denti, non deve essere considerata solo un problema estetico ma è spesso la spia di un problema posturale.

Il labbro superiore e quello inferiore non sono un unico muscolo ma, appartenendo a due catene muscolari diverse, se sono incongruenti fra di loro determinano un cambio della postura a livello cervicale, attraverso un affaticamento, spasmi e contrazioni di tali muscoli, e l'estensione della testa per contrazione della muscolatura cervicale posteriore. Parleremo più approfonditamente di tutti i problemi della cervicale in un capitolo dedicato apposta a questo argomento.

La tonicità delle labbra è importante perché controbilancia in senso opposto la spinta della lingua. Se le labbra non chiudono bene questo non succede.

Inoltre, in mancanza di un sigillo labiale, la lingua non aderisce bene posteriormente con la faringe e si deglutirà aria insieme alla saliva, creando una fastidiosa aerofagia, che darà luogo a disturbi gastrici e intestinali.

Adesso il lettore potrà sentire come la lingua influenza la posizione del nostro corpo: proviamo a fare insieme un piccolo esercizio.

Stando in piedi, memorizza per prima cosa la posizione di riposo del tuo corpo, poi cerca di spingere in fuori la lingua più che puoi in avanti. Poi prova a spingerla indietro e sucessivamente verso destra e sinistra. La sensazione che proverai è che la lingua tende sempre a tirarsi dietro tutto il corpo. Quando la spingi avanti sentirai il collo e la testa protendersi verso quella direzione e così negli altri movimenti.

Abbiamo visto che la respirazione alterata o la deglutizione atipica possono creare squilibri posturali locali e a distanza interferendo nella funzione dalla bocca ai piedi.

Nel prossimo capitolo vedremo come una piccola parte della lingua, chiamata frenulo linguale, se anomala, può creare una vera e propria sindrome posturale con sintomi ben precisi e, come una piccola zona del palato chiamata "spot", si comporti come un vero e proprio "recettore posturale".

Capitolo 4

Frenulo linguale e sindrome posturale

Il frenulo linguale è quella sottile lamina di fibro-mucosa che fissa la lingua alla parte inferiore della bocca.

Per capire meglio di cosa stiamo parlando basterà fare un semplice esercizio: mettersi davanti allo specchio, aprire la bocca il più possibile e sollevare la punta della lingua più in alto che si può fino a toccare il palato. Quel filo mucoso verticale che si rende evidente è il frenulo linguale.

Un frenulo linguale non sufficientemente lungo può determinare dei danni alla mobilità della lingua. Se, a bocca aperta, non riusciamo a toccare il palato con la punta della lingua nella zona dietro gli incisivi chiamata "spot" è verosimile che abbiamo un frenulo linguale corto.

Un'altra prova che possiamo fare è buttare fuori tutta la lingua e guardare se riusciamo a fare la punta. Se il frenulo è corto questo movimento risulta molto difficoltoso.

Un altro esercizio, che vi invito a fare, è cercare di arretrare la lingua il più possibile verso il fondo della bocca; se questa prende la forma di un cuoricino siamo senz'altro di fronte a un frenulo corto.

A volte il frenulo è talmente corto che la lingua appare solcata da un solco mediano, e lo spazio sottolinguale è ridotto tanto da impedire la fuoriuscita della lingua dalla bocca.

Si racconta che molti anni fa, quando ancora si partoriva a casa, molte ostetriche tagliassero il frenulo alla nascita in maniera molto drastica. Si dice addirittura lo facessero con l'unghia del pollice, che mantenevano apposta molto lunga e affilata. Tutto questo veniva fatto per facilitare l'allattamento al seno del neonato, che il frenulo corto non avrebbe permesso.

Col passare degli anni e con il parto eseguito di routine in ospedale questa abitudine è stata persa, con la conseguenza che abbiamo molti bambini con frenuli corti fino ad arrivare a delle lingue completamente bloccate dal frenulo (anchilosi). Succede così che spesso sia il dentista a fare la prima diagnosi di frenulo corto.

Nell'anchilosi linguale il frenulo corto blocca la lingua in una posizione molto bassa e la deglutizione si sviluppa in maniera anomala, trasformandosi in una deglutizione atipica. Infatti, per deglutire nella maniera corretta la punta della lingua deve spingere vigorosamente contro l'osso della porzione di palato posta dietro gli incisivi superiori che abbiamo detto chiamarsi "spot linguale". Lo spot linguale, zona di emergenza del nervo nasopalatino, è una zona di fondamentale importanza perché ricca di terminazioni nervose, importantissima per lo sviluppo di molte funzioni orali e soprattutto perché questo punto, conosciuto da tutti i medici, ma spesso dimenticato, avrebbe una vera e propria "funzione posturale".

Come spiegare altrimenti la presenza di una grande quantità di recettori di diversa tipologia in un centimetro quadrato di palato che si trova tra la papilla retroincisiva e le prime rughe del palato? La spiegazione, secondo molti autori, è che lo spot debba essere considerato come un vero e proprio recettore posturale in grado di mettere in comunicazione la parte esterna del corpo con quella interna. Esso ha una funzione modulatrice e di smistamento dei vari ingressi posturali che il cervello riceve dalle varie parti del corpo ed è in grado di decodificare e inviare ai vari distretti, coordinando così le varie informazioni.

La lingua quindi, tramite lo spot, diventa un vero e proprio organo posturale in grado di distribuire i vari carichi posturali sui piedi e sulle catene muscolari del corpo intero.

Parleremo più avanti in un apposito capitolo di come possiamo misurare i carichi posturali sui piedi con uno strumento molto sofisticato chiamato "pedana stabilometrica". La cosa più interessante è che possiamo studiare questi effetti con la pedana stabilometrica facendo delle registrazioni in cui invitiamo il paziente a mettere la lingua allo spot e registrandone le variazioni rispetto alla sua postura naturale.

È sorpendente scoprire come la mancanza di contatto della lingua sullo spot generi sempre una modifica della postura del soggetto. La più tipica è quella caratterizzata da una posizione avanzata della testa rispetto al resto del corpo, con un angolo molto accentuato tra le vertebre cervicali e dorsali.

È ormai largamente confermato in letteratura che la mancata stimolazione dello spot palatino predisponga a disfunzioni della colonna vertebrale, fino alla comparsa di ernie discali e compressione dei tronchi nervosi.

Gli osteopati conoscono bene questi effetti poiché sanno che ad ogni deglutizione corretta, con appoggio allo spot sul palato, la lingua effettua per circa duemila deglutizioni al giorno un vero e proprio massaggio osteopatico di stimolazione cranio-sacrale di flesso estensione, che partendo dalla lingua arriva fino alla fine della colonna vertebrale.

Quando abbiamo un frenulo linguale corto, la postura bassa della lingua, dovuta alla brevità del frenulo, oltre a stimolare in maniera eccessiva la crescita dell'osso della mandibola, gettando le basi nel bambino per una malocclusione di III classe, costringe a respirare a bocca aperta, con conseguenti rinosinusiti, otiti, tonsilliti e adenoiditi recidivanti. Inoltre, nel bambino in crescita, la muscolatura della lingua, non potendosi sviluppare in maniera adeguata perché bloccata, non potrà stimolare lo sviluppo del palato e delle arcate dentarie, creando un palato stretto e un disallineamento dei denti. Questa pressione eccessiva sui denti comporterà dei problemi a lungo termine sulla stabilità dentaria.

Il frenulo corto provoca delle tipiche alterazioni della pronuncia.

I soggetti affetti non riescono ad esprimere bene la lettera *R* perché impediti a muovere la parte anteriore della lingua. Il risultato sarà così la tipica *r* moscia alla francese.

Oggi, molti pensano che liberare un frenulo sia solo un problema estetico e non sanno che la bocca, attraverso il frenulo linguale, è l'origine di patologie all'intero organismo umano.

E non dobbiamo pensare che questi concetti siano validi solo nei bambini durante la crescita, ma anche nelle persone anziane che indossano la dentiera il frenulo corto può causare l'instabilità della protesi mobile o dolore.

In soggetti adulti forti russatori ho riscontrato spesso una diminuzione del russamento dopo la rimozione chirurgica del frenulo, chiamata frenulectomia.

Una valutazione specialistica, ai fini della rimozione chirurgica del frenulo linguale, deve essere fatta a partire dai 6-7 anni di età, al fine di determinare una crescita armonica dei due mascellari, perché come abbiamo visto la lingua è considerata un organo "plasmatore".

A questo riguardo il frenulo corto linguale determina spesso una retrazione degli incisivi inferiori, o spazi fra gli incisivi o beanze anteriori, cioè impossibilità di chiudere completamente la bocca.

Ma quali sono gli effetti del frenulo linguale corto sulla postura?

Dobbiamo sapere che la postura generale del corpo, sia normale che patologica, è composta dalle varie posture parziali della colonna vertebrale, della testa, della lingua, delle labbra, della mandibola e dagli ingressi dei vari recettori (occhio, pelle, piedi) che inviano messaggi dalla periferia al centro del sistema attraverso il sistema delle "catene muscolari". Queste catene sono un sistema di muscoli collegati da un sistema di fasce che scorrono tra di loro sia nella parte anteriore che in quella posteriore del nostro corpo.

Se le tensioni fra le varie catene si alterano, come succede nel frenulo corto o nella respirazione anomala attraverso la bocca, viene a mancare l'equilibrio fra le catene anteriori e posteriori, creando così uno squilibrio della postura in avanti o indietro, a seconda della catena muscolare prevalente.

Anche la lingua è collegata ai muscoli della parte anteriore e posteriore del corpo attraverso le catene muscolari chiamate anteriori e posteriori.

La catena anteriore è costituita dai muscoli linguali, buccali, sopraioidei e dallo sternocleidomastoideo, che è il muscolo della zona anteriore e laterale del collo.

La postura caratteristica dei soggetti che presentano un'attivazione della catena anteriore sarà in flessione della testa e del tronco avanti, con mento contratto e retruso e bacino retroverso, cioè ruotato posteriormente.

La catena posteriore è costituita dai muscoli occipitali della testa, deltoide della spalla, paravertebrali della colonna, trapezio nella parte dorsale del torace, fino al gluteo, ai muscoli posteriori della gamba e ai muscoli flessori delle dita del piede.

La postura caratteristica dei soggetti che presentano un'attivazione della catena posteriore sarà in estensione della testa, colonna vertebrale rigida e senza curve fisiologiche, osso sacro orizzontale e ginocchio iperesteso sulla gamba.

La catena postero-anteriore, costituita dai muscoli che si trovano fra il naso e l'occhio, quelli del labbro superiore, regola la respirazione attraverso il muscolo diaframma e la deglutizione a livello della faringe. Se questa catena è debole le due funzioni saranno deficitarie.

La cosa più interessante è che tutte le catene muscolari convergono a livello del muscolo diaframma nel torace in un punto chiamato "centro frenico".

Ecco che cominciamo a capire come un cambiamento della respirazione sia in grado di cambiare attraverso le catene muscolari la postura della mandibola, della lingua, delle labbra, della testa, le normali curve della colonna vertebrale fino ai piedi, passando ovviamente per il bacino.

Un'eccessiva stimolazione di queste catene muscolari determina, a seconda della loro posizione, una schiena con curve aumentate, una spalla più bassa dell'altra, un ipertono a livello delle vertebre lombari con lombalgia, cioè mal di schiena.

Quindi ogni problema di frenulo può diventare un problema di colonna, perché determina delle trazioni sulla fascia cervicale sulla quale si inserisce il setto fibroso della lingua.

Alcuni tipi di postura sono legati in maniera eclatante a queste trazioni del frenulo sulla fascia anteriore, come la posizione avanzata della testa e lo spostamento di tutto il baricentro in anteriorità, con appoggio plantare anteriorizzato da eccessiva tensione.

Alcuni autori hanno definito la sindrome posturale causata dal frenulo linguale "sindrome degluto–posturale". In questa sindrome un ruolo fondamentale viene svolto da un osso chiamato ioide che, posizionato nel centro del collo, ha la funzione di mettere in collegamento tra di loro le varie catene muscolari che vi si inseriscono, che provengono da tutti i lati del corpo e sono più di una decina per lato.

Succede così che quando deglutiamo, il frenulo corto limiti il movimento dei muscoli che dalla lingua sono collegati all'osso ioide, spostandosi dapprima in alto e in avanti, e sucessivamente andando in rotazione e attraverso i muscoli che lo collegano alla scapola, creando uno squilibrio a tutto il cingolo scapolare e un'alterazione di tutto l'equilibrio cranio cervicale.

L'osso ioide ha quindi una funzione molto importante di "deviatore" tra il cranio e la colonna, ed è in continuazione con la catena muscolare anteriore che collega la mandibola attraverso il bacino fino al pube.

Molti casi di pubalgia (dolore in sede inguinale, o sulla faccia interna della coscia o del pube) possono essere collegati ad un frenulo linguale corto.

Ricordo molto bene il caso di Filippo, un giocatore di calcio a livello giovanile, che presentava da diversi mesi un problema di pubalgia, con dolore soprattutto al risveglio e all'inizio della attività fisica. Aveva eseguito molti esami anche presso un urologo, visto che presentava dei disturbi a urinare, ma senza risultati. I medici non riuscivano a trovare la causa del suo male. Il suo problema descritto nasceva dopo un po' di tempo che giocava a calcio, quando iniziavano delle fitte in zona pubica e inguinale, che lo costringevano a smettere di giocare in pochi minuti. Vi lascio immaginare a quale grado di sconforto era arrivato questo ragazzo, che era letteralmente andato in depressione non potendo più fare un allenamento serio.

Era stato inviato presso il mio studio da un altro mio paziente cui avevo estratto dei denti del giudizio, e mi chiedeva se il suo problema potesse dipendere da questi denti.

In prima visita, a parte i denti del giudizio - che comunque erano da estrarre poiché gli creavano una fastidiosa infiammazione -

mi accorsi subito della brevità del frenulo e quindi eseguii delle prove anestetizzando con un anestetico spray il frenulo linguale. Restammo entrambi meravigliati dall'attenuazione quasi totale del suo problema di pubalgia, segno di interessamento del frenulo.

Dopo aver eseguito la frenulectomia, il suo problema si è praticamente risolto nel giro di una settimana. È stato un caso di grande soddisfazione professionale per me, perché era una delle prime volte che collegavo la pubalgia al frenulo linguale corto nella mia pratica professionale.

Abbiamo visto che nei pazienti con frenulo corto, ma in generale che presentano disturbi di deglutizione, vi è una postura tipica caratterizzata da un'anteriorizazione della testa rispetto al corpo e uno spostamento posteriore delle scapole con una rettinealizazione delle vertebre cervicali. Questa postura è il risultato di un'iperattivazione della catena muscolare anteriore che parte dalla lingua. La conseguenza è il baricentro della persona spostato troppo anteriormente. Il corpo per ricentrare la postura attiva i muscoli posteriori a livello lombare, con un aumento della curva fisiologica e conseguente lombalgia e cervicalgia.

Possiamo sottoporre il paziente a un esame mediante la pedana stabilometrica dinamica e la fotografia della postura presa lateralmente prima di eseguire la frenulectomia e provare mediante l'anestesia del frenulo il suo interessamento.

Vedremo così che l'appoggio al suolo dei piedi risulterà modificato, spostandosi all'indietro dopo la correzione del frenulo.

In cosa consiste l'intervento di correzione del frenulo?

Rispetto agli anni passati, in cui si ricorreva all'intervento chirurgico classico con il bisturi e la sutura, ai giorni nostri è possibile eseguire un intervento indolore immediato, assolutamente non invasivo e di breve durata mediante il laser.

Il bello della frenulotomia laser è che il paziente può eseguire gli esercizi di ginnastica linguale per allungare il frenulo, o meglio di riabilitazione logopedica, fin da subito dopo l'intervento e poi nei giorni sucessivi.

I punti di sutura infatti creano un accorciamento cicatriziale; usando il laser, invece, otteniamo una guarigione veloce e senza dolore, tanto da intervenire spesso su frenuli corti anche nei bambini piccoli, che così collaborano benissimo.

Gli esercizi per il frenulo quindi sono fondamentali per combattere la retrazione cicatriziale che si viene a creare dopo l'intervento, e vanno fatti per qualche minuto per 3 volte al giorno e per almeno un mese di seguito.

Il mio consiglio è quello di consultare sempre un logopedista prima dell'intervento, che spieghi come fare gli esercizi, e provarli insieme per poi procedere in autonomia. Questo soprattutto nei casi dell'adulto in cui abbiamo un frenulo bloccato da anni che deve riacquistare vitalità e riprendere dei movimenti che da anni non eseguiva più. Nei casi più semplici, invece, gli esercizi possono essere fatti a casa da soli con gli esempi forniti da noi.

La cosa più gratificante per me è vedere, mentre stiamo recidendo il frenulo col laser, la sensazione di allungamento e di libertà del labbro che prova il paziente nello sporgere la lingua e nel poter eseguire dei movimenti che praticamente pochi minuti prima non conosceva. È possibile cliccando su questo link al mio sito

http://www.dottmaini.it/trattamenti/laser-terapia/

vedere un intervento di frenulotomia laser in tempo reale che abbiamo realizzato recentemente su un ragazzo che oltre a presentare una limitazione dei movimenti della lingua aveva una deviazione laterale della lingua causata dal frenulo. Infatti, senza ricorrere ad anestesia e suture ha potuto iniziare da subito gli esercizi di logopedia per la lingua.

Un accenno a parte merita anche un altro frenulo, chiamato labiale, che si trova tra i due incisivi centrali superiori, non meno importante dell'altro. Anche in questo caso si tratta di una sottile banderella di tessuto molle fibroso che si estende dalla parte interna del labbro superiore alla zona tra i due incisivi che corrisponde, guarda caso, alla linea mediana del corpo.

Un frenulo corto superiore può sostenere o provocare di per sé un diastema, cioè uno spazio tra i due incisivi centrali superiori.

Un frenulo labiale troppo corto e troppo robusto non permette un corretto sviluppo della gengiva e può provocare anche un accorciamento del labbro superiore che, non coprendo a sufficienza i denti, farà esporre una vasta banda di gengiva notevolmente antiestetica.

Nell'adulto, portatore di protesi mobile superiore, un frenulo corto superiore può impedire un corretto posizionamento della dentiera.

Nei bambini, usando la tecnica di rimozione del frenulo col laser, possiamo avere dei risultati eclatanti sulla correzione dello spazio tra i due incisivi come si può vedere nel video in fondo a questa pagina del mio sito

http://www.dottmaini.it/trattamenti/laser-terapia/

dove si evidenzia il risultato, dopo 7 giorni dalla frenulotomia laser, che lo spazio tra i due incisivi centrali si è chiuso e la papilla gengivale tra i due denti è scesa, con evidenti benefici per la stabilità dei denti e l'estetica.

Dobbiamo ricordare che nei bambini piccoli uno spazio tra i due incisivi centrali, sia da latte che permanenti, è da considerarsi normale, poiché l'arcata ha spazio per il successivo cambio dei denti. Non è quindi sempre indicato l'intervento che sarà effettuato in base all'età e alla conformazione anatomica del frenulo.

Prosegui attentamente nella lettura perché nel prossimo capitolo continueremo a parlare della lingua e del problema delle correnti elettriche che - sembra incredibile - possiamo misurare nella nostra bocca... attento quindi a non prendere la scossa!

Capitolo 5

Bocca, correnti elettriche e postura

La maggior parte dei dentisti, quando si parla di correnti elettriche all'interno della bocca e della misurazione di queste con un'apparecchiatura specifica, che altro non è che un voltmetro, sorride poiché è spesso disinformata sull'argomento.

Non serve essere elettricisti o ingegneri elettronici per sapere che una pila è formata da un polo positivo e un polo negativo, e che l'elettricità passa attraverso i due poli quando sono immersi in un ambiente acquoso. Per capire meglio il concetto basta pensare alla batteria dell'automobile, che fino a qualche anno fa doveva esssere rimboccata periodicamente con acqua distillata.

La bocca può essere considerata una pila poiché abbiamo al suo interno la presenza di metalli diversi (cioè con numero atomico differente) tra di loro e immersi in un ambiente acquoso, che è semplicemente la nostra saliva.

Sottolineo metalli diversi tra loro perchè un paziente può presentare delle otturazioni metalliche chiamate amalgame di colore grigio, molto in voga negli anni scorsi, dei ponti o delle capsule in oro, o in lega più o meno nobile. Per nobile intendo non certo un titolo nobiliare, ma la qualità dei metalli che vengono usati in bocca, dal più vile, come il piombo, al più pregiato, come l'oro o il platino di cui sono fatte le capsule.

Questi metalli, di numero atomico differente, immersi nella saliva, producono una differenza di potenziale che è elettricità. È possibile misurare questa corrente elettrica, in bocca, mettendo un elettrodo sull'otturazione e l'altro su un ponte o su un'altra otturazione. Le correnti si misurano in mV (millivolt).

Micro correnti con valori uguali o superiori a 90 mV sono in grado di attivare le terminazioni sensitive, creando "allucinazioni" nei recettori o provocando l'attivazione delle placche motorie con la conseguente contrazione anormale dei muscoli masticatori (ad esempio il muscolo massetere, il muscolo pterigoideo ecc.), perturbando così il sistema occlusale. Pertanto, valori di correnti elettriche più alti di questo sono da considerarsi patologici.

Le correnti elettriche all'interno del nostro corpo, come ci insegna il prof. Bricot, che possiamo considerare il padre della posturologia, possono essere divise in dento–dentali, dento-periferiche e periferiche-periferiche.

Le prime sono quelle tra dente e dente, come ad esempio abbiamo già visto tra un'otturazione in amalgama e un ponte. Parleremo di questa problematica più avanti, quando ci occuperemo delle otturazioni grigie e dei vari tipi di materiali dentari che ritroviamo all'interno delle nostre bocche. Per adesso ci basta sapere che il fenomeno dello scioglimento del mercurio in bocca è dovuto alle correnti elettriche che provocano la dispersione del mercurio sia a livello locale che in tutto il corpo.

Le seconde sono quelle tra un dente e ad esempio un orecchino, un piercing sul naso, sul labbro, sulla lingua, un anello al dito, un braccialetto o una collana.

Il terzo tipo, periferiche-periferiche, sono le correnti che registriamo per esempio tra un braccialetto e una collana, un anello e un piercing dell'orecchio, o del corpo.

Queste correnti anomale all'interno del nostro corpo possono essere più o meno tollerate a seconda della biologia individuale, ma quando raggiungono almeno 90 mV provocano patologie vere e proprie, con disturbi e alterazioni a livello della nostra postura, come succedeva a Carla.

Carla, 17 anni, viene accompagnata dalla mamma e ci chiede una visita perché da circa due mesi presenta giramenti di testa, vertigini e cefalee soprattutto alla mattina. Ha eseguito per questo problema una visita dall'otorinolaringoiatra, risultata negativa. Anche il neurologo che l'ha visitata non ha riscontrato problemi particolari e ha attribuito la patologia ad un eccesso di stress. Carla presenta dei vistosi piercing alle orecchie e alla lingua che ha eseguito da circa due mesi, periodo che tra l'altro coincide con l'inizio dei suoi disturbi. Alle mani sono presenti dei vistosi anelli, al collo una grossa collana metallica. La visita posturale non mette in evidenza particolari problematiche. Anche la bocca sembra a posto. Misuriamo invece con lo strumento le correnti tra i vari piercing, gli anelli e i numerosi orecchini e registriamo dei valori altissimi, nell'ordine dei 500 mV!

La pedana stabilometrica, cioè la misurazione della postura su una piattaforma elettronica, di cui parleremo in seguito, ha indicato uno sbilanciamento della postura abbastanza tipico con una alterazione dei parametri di normalità.

Ripetiamo la pedana dinamica facendo togliere tutti gli anelli e i piercing e notiamo una normalizzazione quasi completa di tutti i parametri. Prescriviamo una riprogrammazione posturale e soprattutto le diciamo di togliere tutti i piercing e i metalli dal suo corpo e di ritornare dopo una settimana a controllo. Carla accetta a malincuore, perchè è molto legata ai suoi anelli e non vorrebbe eliminarli.

Tre giorni dopo riceviamo una telefonata dalla mamma che, commossa, ci dice che a Carla sono scomparsi tutti i disturbi e sta molto meglio. La rivediamo dopo una settimana al controllo senza nessun metallo e confermiamo che la patologia è risolta e le vertigini scomparse, con grande soddisfazione di tutti.

Passono tre mesi e la mamma di Carla ci richiama perché la sintomatologia, seppure in misura minore, è ricomparsa. Ripetiamo la visita posturale e tutto sembra a posto, senonché troviamo un piccolo piercing con diamantino sull'ombelico, quelli tanto di moda oggi, che Carla ha messo un mese prima. Suggeriamo di togliere anche quello, riprogrammiamo la postura per la seconda volta e spieghiamo tutto alla mamma, insistendo con Carla nonostante le sue rimostranze. Dopo una settimana la mamma ci telefona dicendo che è riuscita a convincere Carla a togliere il piercing e la ragazza sta meglio. Speriamo che abbia imparato la lezione e non faccia più nessun piercing, perché evidentemente il suo corpo non li tollera.

In questo caso, come in tanti altri che ho avuto modo di osservare, la sintomatologia era talmente eclatante da simulare una malattia neurologica anche grave. Le vertigini, i giramenti di testa, i deficit di forza deponevano per una sindrome da deficit neurologico, seppure il neurologo non avesse trovato niente. È bastato eseguire una visita posturale, misurare delle correnti, riprogrammare la postura e soprattutto eliminare i vari metalli dal corpo per risolvere il problema.

Ora Carla è un'affezionata paziente del mio studio. All'inizio non gli ero molto simpatico avendola obbligata a togliere i piercing (mentre sono diventato l'idolo della mamma), poi ha capito e mi ha seguito.

Molti adolescenti mettono piercing sul loro corpo non sapendo il danno che provocano, soprattutto quello sulla lingua. Il piercing della lingua è particolarmente pericoloso e il perché lo vedremo in dettaglio nel prossimo capitolo, che è dedicato interamente a questa brutta abitudine.

Capitolo 6
I pericoli del piercing linguale:
una moda pericolosa

Possiamo considerare il piercing come una forma di arte contemporanea. Piercing, tradotto in italiano, significa forare. Questa pratica arriva sia dalla Gran Bretagna che dagli Stati Uniti, paesi dove si è diffusa molto prima che in Italia. Tale pratica è effettuata dai "piercer", che non sono né medici né odontoiatri. L'allarme sui rischi legati al piercing alla lingua o al labbro è soprattutto dovuto al fatto che, mentre alcuni di questi piercer lavorano in ambienti con norme igieniche controllate e in modo professionale, altri sono operatori improvvisati e hanno una scarsa cultura igienico-sanitaria. Basti solo pensare al fatto che non tutte le pistole che vengono usate per forare la cartilagine sono sterilizzabili.

Purtroppo, al giorno d'oggi, il numero delle persone che si fanno forare volutamente una parte del corpo è in continuo aumento, soprattutto tra i giovani. Non dobbiamo meravigliarci che il piercing sia molto di moda soprattutto perché molto diffuso tra i personaggi famosi dello spettacolo, le rockstar, i cantanti.

Ma qual è la storia e il significato del piercing? Sappiamo tutti che questa pratica risale (ed è ancora molto praticata) alle popolazioni che vivono nelle tribù. Infatti, per queste popolazioni la perforazione del corpo può significare un simbolo religioso, un richiamo sessuale o un'attestazione di coraggio. Il piercing ai genitali, per esempio, veniva usato nell'antica Roma sugli schiavi e sulle donne per impedire loro di avere rapporti sessuali. Senza andare troppo indietro nel tempo quasi tutti ci ricordiamo i punk degli anni '70, che sfoggiavano vistosi tatuaggi e spilloni in tutto il corpo al suono della *ska music*.

Al giorno d'oggi tutti questi significati hanno perso di valore e farsi perforare la lingua e il corpo è diventata una cosa normale, praticata ad ogni età e da ogni ceto sociale.

Visto che ormai tale pratica è diventata un business assistiamo spesso all'applicazione di anelli e quant'altro addirittura a minori senza l'autorizzazione dei genitori.

Il piercing della lingua è particolarmente pericoloso, perché essa è l'organo di senso più sensibile di tutto il nostro organismo. Se ci pensiamo bene, con la lingua assaggiamo i cibi, sentiamo il gusto attraverso le papille gustative, mandiamo giù la saliva circa duemila volte al giorno, parliamo con le persone, baciamo il nostro partner.

In particolare la lingua è un muscolo, o meglio un organo muscolare costituito da circa quattordici muscoli, ognuno con un funzione diversa. Trafiggerla con un piercing che la passa da parte a parte, oltre alla pericolosità dell'intervento, che viene fatto spesso anche da operatori non qualificati, qualora dovesse insorgere qualche complicanza di natura medica, equivale a trafiggersi la coscia nel mezzo con un chiodo che passa da parte a parte! Ma questo chi lo farebbe? Purtroppo la gente non ci pensa ma questo è quello che succede quando facciamo un piercing sulla lingua.

Quindi tra tutti i piercing che vengono eseguiti, quello praticato sulla lingua sembra essere il più pericoloso, sia per la salute generale che per i danni che, come vedremo in seguito, ne conseguono sulle strutture della bocca.

La metodica che viene eseguita per praticare il piercing linguale consiste nel bucare la lingua con un ago da 1,6 mm di diametro e poi nell'infilare, senza anestesia, una sfera di metallo. Ne consegue che dolore post inserzione, gonfiore, emorragie, e infezioni sono dei rischi che si possono verificare molto frequentemente.

Quindi i rischi del piercing linguale posso essere divisi in semplici disturbi dopo l'esecuzione dello stesso, come dolore e gonfiore della lingua, dovuto al fatto che inizialmente viene posizionato, per contenere il gonfiore, un perno più lungo che viene cambiato dopo la guarigione.

Inoltre la presenza all'interno della lingua di una quantità molto elevata di vasi sanguigni espone al rischio di sanguinamento, in certi casi anche molto importante. Possiamo arrivare anche ad avere una vera e propria emorragia, se durante la perforazione della lingua viene forato un vaso importante. Questa situazione rappresenta una emergenza difficilmente gestibile. Esistono casi riportati in letteratura di infezioni alle vie respiratorie, soffocamento con ostruzione delle vie aeree dovuto al gonfiore della lingua, per non parlare delle allergie generalmente causate dal nichel contenuto negli anelli.

Un capitolo a parte riguarda il problema degli anelli o dei magneti che vengono ingoiati, costringendo spesso il malcapitato ad una corsa al pronto soccorso.

Le infezioni post piercing più frequenti possono variare dall'ascesso linguale all'endocardite, all'epatite virale, fino al tetano e all'AIDS. In rari casi si può avere una fascite necrotizzante della lingua, che è una patologia gravissima, la cui cura comunque non consente guarigione della lingua, ammesso che si riesca a salvare la vita.

Altri problemi odontoiatrici e alla bocca causati dal piercing linguale vanno dalle fratture dei denti e delle cuspidi alle recessioni gengivali ed ossee, anche in forma plurima, cioè che riguardano più denti.

Se vogliamo parlare dei pericoli del piercing sul labbro inferiore, anche qui trafitto da parte a parte, sono pochi a breve termine, ma molto evidenti dopo alcuni anni. Il piercing esercita una trazione del labbro verso il basso, con progressivo abbassamento della gengiva che ricopre gli incisivi inferiori, creando anche qui delle recessioni gengivali (ritiri della gengiva) fino alla perdita dei denti, se non viene rimosso. Il classico anello di metallo inserito alla base del labbro inferiore, dove i tessuti si uniscono a quelli del mento, è quello che può portare più di tutti alla recessione gengivale. Il motivo del ritiro della gengiva a livello degli incisivi inferiori è molto semplice, ed è dovuto al continuo sfregamento della chiusura interna dell'oggetto in metallo. La gengiva potrà ritornare normale solo eliminando la causa, cioè il piercing. Quindi non esiste modo di prevenire la recessione, se non eliminando la causa del continuo sfregamento.

Altre problematiche sono i traumi sulle gengive e le abrasioni dei denti nella zona che corrisponde ai bottoni metallici. Spesso si nota la presenza di placca e tartaro sul bottone metallico, provocati dalla difficoltà di pulizia dello stesso.

Si ha in tutti i casi una difficoltà a parlare, masticare e deglutire che in genere viene liquidata con un "ti devi abituare", ma in realtà si tratta sempre di un adattamento che il nostro organismo deve fare per adeguarsi a un corpo estraneo; questi accomodamenti che il nostro corpo esegue hanno sempre un riflesso sul nostro sistema posturale, che prima o poi non mancherà di presentarsi così come è accaduto a Ines.

Ricordo perfettamente la signora Ines, che aveva richiesto una visita per un problema agli incisivi inferiori, ormai visibilmente mobili e senza più sostegno gengivale, credendo di avere la piorrea come il nonno, che aveva perso tutti i denti e la sera metteva la dentiera nel bicchiere prima di dormire. Si era ormai rassegnata a fare la stessa fine del nonno.

Ines presentava un vistoso piercing al labbro inferiore. Dopo averle spiegato che la causa del problema erano stati i 15 anni di piercing, l'ho invitata a rimuoverlo per cercare di salvare il salvabile. Il suo rifiuto fu netto e mi disse che non lo avrebbe rimosso perché lei non poteva stare senza il suo piercing.

Capii solo quella volta che dietro un piercing si possono nascondere molte problematiche, e che per questo tipo di pazienti esso fa parte di uno "stile di vita" e per questo fanno molte difficoltà a rimuoverlo.

Le feci anche notare che i denti - sia dell'arcata superiore che di quella inferiore - erano "sbeccati", o meglio fratturati, grazie all'azione quotidiana del piercing che sbatteva sopra di essi a ogni deglutizione, o nella pronuncia di certe parole. Ma purtroppo anche quest'osservazione non fece nessun effetto. Ecco l'esempio di come un piercing nell'adulto possa creare veramente dei disastri difficilmente recuperabili a livello della dentatura.

Rividi Ines dopo un anno e fummo costretti a estrarre i denti dell'arcata inferiore perché ormai erano completamente mobili, doloranti e con ascessi ricorrenti, e li sostituimmo con una protesi mobile ancorata su impianti, che ancora adesso è perfettamente efficiente. Ines adesso non porta più il piercing perché ha capito quali sono stati i suoi effetti nel lungo periodo, peccato però per i suoi denti naturali, che purtroppo andarono persi per colpa di quel ferretto!

Abbiamo parlato di piercing linguale, di correnti elettriche buccali e dei loro effetti sulla postura del nostro corpo. Nel prossimo capitolo analizzeremo un altro problema che spesso troviamo nelle nostre bocche, le "otturazioni grigie in amalgama" che spesso negli ultimi anni sono state oggetto di discussione riguardo alla loro presunta tossicità.

Ma quanto c'è di vero in tutto questo? Continua nella lettura del prossimo capitolo, che ho intitolato *Dottore, mi toglie quell'otturazione grigia?* e lo scoprirai!

Capitolo 7

Dottore, mi toglie quell'otturazione grigia?

Le otturazioni grigie in amalgama sono usate da oltre un secolo per otturare i denti cariati. Molto spesso ancora oggi alcuni pazienti telefonano in studio per dire che hanno perso "un piombo", infatti il termine popolare di "impiombatura" si riferisce all'aspetto grigio del materiale. Le otturazioni in amalgama sono di colore grigio scuro perché sono composte da una miscela di mercurio, argento, rame, stagno e zinco. Il mercurio è un veleno mortale per tutti gli esseri viventi, tanto che moltissime pubblicazioni ne hanno descritto gli effetti tossici. L'uomo si intossica attraverso il consumo di pesce contaminato, i conservanti di alcuni vaccini e il rilascio da parte degli amalgami dentari. Anche i termometri e i barometri contenenti mercurio sono stati eliminati poichè la loro semplice rottura può rappresentare un grave fattore di rischio: il mercurio, infatti, può rimanere anni tra le pareti domestiche agendo come un veleno.

Abbiamo visto che il fenomeno dello scioglimento del mercurio in bocca è dovuto alle correnti elettriche e al fatto che i diversi metalli che costituiscono l'amalgama fanno reazione con la saliva disperdendo il mercurio sia localmente che in tutto il corpo.

Per molto tempo si è ritenuto che una volta indurita l'amalgama fosse un materiale inerte e stabile. È stato dimostrato invece che dopo 20 anni fino al 70% del mercurio che c'era all'inizio non si trova più nell'amalgama.

Le particelle metalliche tramite il circolo sanguigno non si depositano quindi solo nella bocca, ma anche in altre parti del corpo come lo stomaco, il fegato e l'intestino; principalmente vengono depositate nel grasso e nel sistema nervoso (cervello). Possono fissarsi anche ai globuli rossi del sangue, e passare anche la placenta nelle donne in gravidanza.

Ecco perché la gengiva vicino alle amalgame presenta spesso una colorazione grigiastra tipo tatuaggio, dovuto alla migrazione degli ioni di metallo. Infatti, viene definita tatuaggio da amalgama e si riscontra molto frequentemente.

Il rilascio di mercurio dalle otturazioni è favorito dal masticare chewing-gum, spazzolare le otturazioni, mangiare cibi caldi, ma soprattutto dall'azione corrosiva della saliva e dal campo elettrico o galvanico della bocca che determina la formazione degli ioni metallici, che si staccano e migrano.

Ma quali sono i sintomi da sensibilizzazione al mercurio? Molti pazienti riferiscono la sensazione di percepire una corrente elettrica, o un gusto metallico in bocca, specialmente con l'introduzione delle posate metalliche o addirittura con un piccolo pezzetto di stagnola o alluminio. Io stesso ho potuto osservare spesso in molti pazienti la presenza di una pigmentazione verdastra sulle gengive in prossimità di ponti o capsule in lega, dovuta al rilascio di particelle metalliche che poi si ossidano. Spesso questi pazienti riferiscono malessere generale o una stanchezza senza cause, delle cefalee ricorrenti o disturbi digestivi di vario genere. Alcuni invece presentano delle patologie cutanee come eritemi, orticaria, eczemi e dermatiti inspiegabili a livello del collo, della parte bassa del viso e delle braccia.

Ma veniamo adesso al problema principale, e cioè se togliere o meno le otturazioni in amalgama senza creare allarmismi inutili, premesso che fortunatamente gran parte del lavoro è già stato fatto e la maggior parte dei dentisti ormai non le utilizza più.

Infatti l'organizzazione mondiale della sanità da anni ne vieta l'uso a donne in gravidanza e bambini, ma in Italia ancora non è proibita per legge. Ricordo anche che come dentisti siamo obbligati allo smaltimento dell'amalgama che rimuoviamo dalle bocche nei rifiuti sanitari speciali tossico-nocivi. La cosa paradossale è che quello che prima poteva stare tranquillamente nella bocca del paziente, una volta tolto diventa un rifiuto tossico pericoloso da smaltire attraverso una ditta specializzata.

Fortunatamente non tutte le persone portatrici di otturazioni in amalgama presentano sintomi da intossicazione. L'importante è non creare false aspettative di salute nei pazienti o fare del terrorismo psicologico. La medicina non è come la matematica, in cui due più due fa sempre quattro. Non siamo fatti tutti allo stesso modo e io stesso ho avuto modo di appurare che talvolta gli effetti della rimozione sono minimi, altre volte non sono immediati ma si manifestano a distanza di tempo.

Ricordo il caso della signora Emma di molti anni fa, quando il problema delle amalgame non era ancora molto sentito, la quale soffriva di ronzii alle orecchie, sapore metallico in bocca, perdita di capelli e stanchezza inspiegabile. La sintomatologia era comparsa da un mese e mezzo e prima non aveva avuto mai nessun problema del genere. La signora era venuta da me, dopo aver consultato l'otorino che non aveva riscontrato alcunché, perché aveva sentito parlare vagamente del problema del mercurio, decisa a rimuovere tutte le amalgame. Il primo scettico ovviamente ero io, ma visto che le otturazioni erano da cambiare perché infiltrate, suggerii alla signora di provare a sostituirle un po' alla volta. Rimossi le amalgame una per una a distanza di tempo seguendo il protocollo di rimozione protetta (del quale nel frattempo mi ero informato), e la signora a ogni seduta successiva mi riferiva di stare sempre meglio.

Nel giro di qualche mese, dopo aver rimosso più di dieci otturazioni grigie, risolse completamente i suoi problemi, per i quali già altri medici che aveva consultato le avevano prescritto dei farmaci ansiolitici dando la colpa come sempre allo stress. In particolare, scomparvero per primi il sapore metallico e la stanchezza cronica, i capelli cominciarono a rinfoltirsi e dopo circa tre mesi scomparvero anche i ronzii (acufeni).

Ho rivisto la signora una volta all'anno per i controlli di routine, non ha più una sola "piombatura" sui denti da un pezzo, sta benone, è diventata nonna e accompagna ogni mese il nipotino in studio a controllare l'apparecchio. Dopo quel caso decisi di non eseguire più otturazioni in amalgama e cominciai a prestare più attenzione al problema del mercurio.

Come comportarsi allora in caso di problemi riferibili ad otturazioni in amalgama se il paziente decide di rimuoverle dalla bocca?

La regola generale da seguire riguarda ovviamente il numero e la grandezza delle otturazioni da cambiare. La buona norma prevede per prima cosa un'anamnesi corretta per verificare lo stato di salute generale del paziente, cui seguirà un piano di cura in cui rimuoveremo le amalgame partendo dalle più piccole. Il lavoro andrà fatto utilizzando la diga odontoiatrica (un foglio di gomma che viene agganciato sul dente) per evitare la dispersione delle polveri e sotto una abbondante aspirazione chirurgica e l'uso da parte degli operatori di mascherine con filtri per ridurre al minimo l'inalazione delle polveri. Il dentista deve cercare di rimuovere l'amalgama a pezzetti evitandone la vaporizzazione. Alcuni autori consigliano l'assunzione di vitamina C, E, A, e di alcuni farmaci omotossicologici come Metatox 1 e 2 ed Enterosgel, per un mese dalla rimozione per ridurre al minimo gli effetti tossici. Ovviamente l'amalgama andrà sostituita con nuovi materiali di ultima generazione.

L'amalgama però non è l'unico tipo di materiale che può dare problemi nelle nostre bocche. Quali altri tipi di materiali troviamo più spesso nella bocca dei pazienti? Attualmente i materiali più usati per le otturazioni e le capsule nella bocca dei pazienti sono quattro: il composito, l'amalgama, la ceramica e l'oro. Molto si è già detto sulla tossicità dell'amalgama, che comunque, ribadiamo, è un materiale che appartiene al passato perché al giorno d'oggi viene usato pochissimo dai dentisti, tuttavia resta il problema delle migliaia di otturazioni in amalgama che ci sono ancora nella bocca dei pazienti. L'amalgama comporta dei problemi non solo per il mercurio che contiene ma anche perché, quando il dentista rimuove la vecchia otturazione, sotto trova spesso una "crepa" che compromette la durata nel tempo del dente che dà spesso problemi di sensibilità.

Abbiamo visto che la presenza in bocca di diversi tipi di materiali può creare un problema di correnti elettriche, ma non solo. Quando cambiamo le gomme alla nostra automobile mettiamo quattro gomme uguali della stessa marca e dello stesso diametro, perché allora nelle nostre bocche mettiamo materiali diversi?

L'oro per esempio è stato molto utilizzato negli anni '70 e '80 come materiale per ponti e otturazioni. Molti autori concordano sul fatto che l'oro è eccezionale a questo scopo, perché è malleabile e quindi in grado di adattarsi alla masticazione, e perché dura molti anni, ma ai nostri giorni non può più essere usato per ovvi motivi estetici. Nessun paziente vuole più vedere otturazioni gialle nella sua bocca.

Ai nostri giorni le amalgame sono state pressochè sostituite dalle otturazioni bianche chiamate "compositi" che si usano dagli anni '80. I primi compositi usciti sul mercato non avevano le caratteristiche meccaniche per resistere ai carichi della masticazione, pertanto si consumavano e questo comportava che col tempo si perdeva "altezza dentaria" a livello dei denti posteriori, con un abbassamento della masticazione che a lungo andare comportava problemi all'occlusione.

Le ceramiche, invece, che sono state utilizzate e si utilizzano moltissimo ai nostri giorni per le capsule o gli intarsi, che sono otturazioni eseguite su misura in laboratorio e cementate sui denti, al contrario dei compositi sono un materiale molto duro e col tempo possono creare delle fratture delle capsule o nelle radici dei denti. Al contrario dell'oro, che si modella nel tempo, la ceramica non si adatta alla masticazione perché è un materiale molto duro. I materiali non vanno messi a caso nelle bocche dei pazienti, ma è buona norma cercare di uniformare il più possibile i vari tipi di materiali in bocca.

Purtroppo però succede spesso che un paziente abbia in bocca un amalgama, un composito, un ponte in ceramica, uno in lega, una capsula d'oro, e come abbiamo visto questo mix di metalli non fa bene alla salute per tutti i motivi sia di corrosione che di correnti elettriche che di usura che abbiamo esposto.

I compositi moderni hanno fatto molti passi avanti rispetto ai primi e sono simili all'oro come adattamento, ma a patto che il dente con cui masticano sia naturale o di un materiale simile.

Invece l'accoppiata dente in ceramica contro dente in ceramica può comportare nel lungo periodo dei problemi all'articolazione della mandibola, soprattutto quando abbiamo delle grosse riabilitazioni con ponti fissi alle due arcate dentarie. Ad esempio nei pazienti che stringono i denti - chiamati bruxisti - ceramica contro ceramica o zirconia (un altro materiale estetico molto duro) contro zirconia teoricamente non va bene per la durezza del materiale. In questi casi è meglio utilizzare composito contro composito, perché il problema della ceramica è che non c'è l'adattamento del materiale, quindi il problema si sposta a monte sui muscoli o sulle articolazioni della mandibola, creando fastidiosi disturbi gnatologici.

Molto spesso mi è capitato di sentirmi dire dai pazienti:

"Sa, dottore, alcuni anni fa mi sono fatto foderare i denti davanti, ma l'impressione è che non siano più i miei denti, perché sento che non chiudono bene, battono male, e al mattino mi sveglio che mi fanno male le mascelle".

Da sempre sostengo che il compito del dentista sia curare i denti, non fare il "tappezziere" foderandoli. Questo vuol dire in primo luogo fare una scelta accurata dei materiali e, prima di cambiare o "foderare" tutti i denti a una persona, passare attraverso dei provvisori diagnostici, che ci condurranno poi gradualmente alla protesi definitiva, cercando di testare le varie fasi della masticazione anche con dei supporti posturali. Molte persone cambiano totalmente la loro masticazione in un weekend passato all'estero. Il venerdì masticavano in un modo e il lunedì la loro bocca è completamente diversa, e probabilmente anche la loro postura.

Negli ultimi anni si è parlato molto anche della possibile tossicità delle otturazioni in composito legata al rilascio da parte della resina di un monomero chiamato bis-gma; vi sono altri lavori scientifici che dimostrano la dannosità del polimero Poli-Metil-*MetAcrilato* (PMMA) rilasciato da resine e policeramiche.

Questi materiali immersi in un ambiente acquoso, una volta eliminata per usura la parte esterna più dura, diventerebbero porosi e avrebbero un'azione tossica sulle cellule.

In sostanza l'otturazione in composito si usura, si degrada ed emette delle particelle, di cui alcune sono biodegradabili e si dissolvono, altre che sono tossiche restano nei macrofagi (cellule "spazzine" del corpo umano, deputate a eliminare i rifiuti del corpo), e sono tossiche perché entrano nelle cellule e vi rimangono.

Secondo gli ultimi studi sembra che siano importanti per la tossicità le dimensioni delle particelle, e da queste dipenda la loro biocompatibilità.

Le nuove resine composite hanno notevoli proprietà di stabilità e resistenza e bassa tossicità. Starà poi al paziente valutare insieme al proprio dentista di fiducia i materiali più adatti per la sua bocca.

Il messaggio che deve arrivare è che ai giorni nostri è necessario che il dentista conosca bene le proprietà dei materiali che mette in bocca al paziente al fine di prevenire tutti i problemi che abbiamo elencato.

Nel prossimo capitolo parleremo di un altro tipo di elettricità, quella della onde elettromagnetiche dei cellulari, dei computer e dei tablet tanto di moda al giorno d'oggi, spiegando le correlazioni tra denti, mal di schiena, male al collo e postura.

Continua pertanto a leggere perché ne scoprirai delle belle!

Capitolo 8

Schiene curve? Colpa del cellulare

Anni addietro la preoccupazione maggiore per i genitori, e in generale per chi si occupava di postura nei bambini, era il peso della cartella sulle spalle. Ora le cartelle sono diventate zainetti e di pari passo sono cambiate le schiene dei giovani. Per anni i genitori hanno puntato il dito contro gli zaini troppo pesanti, accusandoli di essere la causa delle scoliosi dei loro figli. Ma ora mamma e papà devono preoccuparsi di un oggetto ben più leggero ma ancora più pericoloso: il telefono cellulare.

Non stiamo parlando del telefono con il filo e la tastiera col disco per comporre il numero, come si usava ai nostri tempi, spesso corredato di un lucchetto messo da nostra madre per evitare che potessimo fare troppe chiamate ai nostri amici, ma parliamo del telefono di oggi che fa di tutto oltre che telefonare: lo smartphone.

Tablet e telefonini possono provocare molte patologie diverse e complicate da curare fino ad arrivare ad essere uno dei fattori che concorrono all'evoluzione della scoliosi, cioè ad una deformazione patologica delle curve della colonna vertebrale.

La società di chirurgia vertebrale e il gruppo scoliosi italiano hanno addirittura evidenziato che il 70% dei ragazzi dai sette ai quattordici anni è a rischio dorso curvo per colpa dei telefoni cellulari. La percentuale è più che raddoppiata negli ultimi 15 anni, quando si assestava tra il 20 e il 30%.

Perfino gli adulti stanno passando dalla posizione eretta alla "posizione smartphone", che sta cambiando il nostro modo di camminare.

Potremmo parlare a lungo dell'utilità di avviare progetti nelle scuole riguardo alla postura e al movimento, soprattutto oggi che i bambini non fanno più sport e passano ore davanti al computer e sono costretti per tante ore sui banchi di scuola, con tutte le conseguenze negative che queste attività comportano.

Ho avuto occasione recentemente di andare in vacanza al mare in un villaggio turistico meta di famiglie con bambini, ed è con profonda tristezza che ho visto bambini anche di due anni o meno imbambolati già durante la colazione a guardare i cartoni animati davanti a un tablet o allo smartphone appoggiato a 10 cm dalla tazza del latte. Questi bambini, se li guardiamo bene, sembrano ipnotizzati. Effettivamente molti studiosi dicono che quando guardiamo un programma in televisione siamo in uno stato di ipnosi, vigile ma pur sempre ipnosi; ecco quindi che questi bimbi sono ipnotizzati davanti al loro cartone preferito sul tablet.

In alcuni casi per la mamma lo smartphone è un pretesto per stare tranquilla. Il bambino piange e non si trova niente di meglio che accendere il telefono sul cartone di turno ed ecco che passa tutto! Ma il sistema posturale del povero bambino viene messo a dura prova fin dai primi anni di vita con uno sforzo eccessivo per il collo, la vista, la postura della testa, e non dimentichiamoci anche solo delle radiazioni elettromagnetiche che emettono tali dispositivi in creature così piccole, nelle quali tutti gli organi si stanno formando.

Ho potuto notare che tale cattiva abitudine si perpetua per molte ore durante la giornata e non c'è da stupirsi se un bambino di soli due anni guardi il telefono o il tablet anche per diverse ore al giorno, ticchettando sulla tastiera con estrema facilità.

Lo smartphone ha cambiato completamente le nostre abitudini di vita, non usciamo più di casa senza di lui e se per caso ce lo dimentichiamo andiamo in paranoia e torniamo subito a casa a prenderlo.

Sul web ci sono molti video divertenti di gente che cammina col cellulare in mano (cosa sempre più frequente) e inciampa, cade malamente, sbatte contro un palo e continua imperterrita a messaggiare sul telefono.

Lo smartphone, si diceva, ha cambiato il nostro modo di camminare. Infatti, chi cammina senza il telefonino procede più veloce e con passi più vigorosi, alza il piede che guida il passo, cioè quello che avanza, della quantità necessaria per superare un ostacolo. Invece chi cammina col telefono in mano, intento a guardare lo schermo, è costretto ad andare più lento e con passi più brevi. Se sta scrivendo un messaggio e sale per esempio una scala alzerà il piede che guida il passo molto più del dovuto, col rischio di risultare ridicolo, a meno di non inciampare o sbattere contro un muro o un palo.

Il risultato di tutto questo è che siamo sempre più lenti, sbilenchi e ingobbiti, attenti di più a cosa compare sul telefonino che a guardare dove andiamo.

La tipica posizione del *"camminatore con cellulare"* è la schiena piegata in avanti e la cassa toracica chiusa.

Più siamo coinvolti dal cellulare e più andiamo lenti, questo perché l'occhio - cioè il nostro recettore oculare - è impegnato a guardare lo schermo anziché la strada, e il cervello comanda di conseguenza una camminata ridotta per identificare al meglio eventuali pericoli, prendendosi del tempo per pianificare un'eventuale risposta a un pericolo.

Penso che il problema diventerà sempre peggiore perché siamo tutti sempre più digitali, lo smartphone ha sostituito il computer da tavolo, le email inviate ogni giorno sono svariati miliardi e in buona parte sono inviate dai telefonini. A queste dobbiamo aggiungere gli sms, i messaggi inviati con Facebook, WhatsApp, giochi, applicazioni varie per meteo, navigatori, video, fotografie ecc.

L'unica arma a nostra disposizione sembra essere la prevenzione, ma soprattutto l'informazione corretta da dare ai genitori anche tramite appositi programmi nelle scuole, spiegando loro che il cellulare fa male agli adulti ma soprattutto ai bambini in tenera età. Purtroppo, dovremmo renderci conto tutti che il cellulare ci intossica al pari di una droga. Secondo gli psicologi chi non sa stare senza lo smartphone soffre addirittura di una patologia chiamata "nomofobia", ossia appunto la paura di rimanere senza cellulare. Nomofobia deriva dall'inglese, dove *no-mo* sta per *no* e *mobile*, cioè senza smartphone. Si tratta di una vera e propria dipendenza e chi ne soffre è terrorizzato solo all'idea di non essere raggiungibile al telefono. Tale paura è talmente sproporzionata che si può manifestare addirittura con vertigini, tremori, battito cardiaco accelerato e nausea, cioè sintomi simili ad un attacco di panico.

Queste persone non abbandonano mai il loro telefono, anzi spesso ne hanno più di uno e portano con sé un'altra batteria per evitare che si scarichi improvvisamente. Il solo pensiero di perdere il telefono li rende nervosi, e lo controllano di continuo per vedere se sono arrivati nuovi messaggi o notifiche varie.

La cura della dipendenza da smartphone, se accertata clinicamente, prevede l'aiuto di psicologi con sedute di psicoterapia ed è piuttosto difficile uscirne.

Per quanto riguarda le conseguenze sulla postura circa l'abuso dello smartphone, è stata addirittura documentata già nel 2008 una sindrome chiamata "text neck", che descrive i dolori ai muscoli e alle vertebre cervicali dovuti alla posizione viziata assunta dal collo (*neck*) quando tutti ci curviamo in avanti per leggere e scrivere i messaggi (*text*) sul cellulare.

Questa è quindi la spiegazione del perché sono sempre più numerosi i giovani che soffrono di mal di testa cronico, dolore al collo, rigidità delle spalle, della schiena, delle braccia e formicolii alle mani.

Ma come fare per prevenire tale sindrome? Lo ripeto spesso a molti giovani e adulti quando li vedo digitare sulla tastiera. Per prevenire tale sindrome è sufficiente tenere il telefono all'altezza degli occhi e raddrizzare il collo. Tenendo il telefono in questa posizione ci si accorge che il sollievo è immediato e la postura cambia istantaneamente.

Per quanto riguarda invece i formicolii alle dita, sono dovuti al fatto che i messaggi scritti di getto e a tutta velocità costringono le articolazioni della mano, in particolare quella del pollice, a compiere dei movimenti logoranti. Tali movimenti possono causare col tempo l'usura delle articolazioni delle dita provocando delle artrosi dolorose.

Anche per questa patologia è stato coniato un nome, parliamo così della "sindrome del pollice da smartphone", che si può curare seguendo due semplici principi. Il primo è cercare di utilizzare anche le altre dita, cioè indice e medio, per scrivere i messaggi. Il secondo è fare tutti i giorni dei piccoli esercizi di allungamento (stretching) per le dita, ad esempio mediante una pallina da stringere in mano.

Non dobbiamo dimenticare che il telefonino, oltre a infiammare la cervicale, provocando rigidità, emette una luce blu che avendo una frequenza molto forte può provocare irritazione agli occhi con problemi della visione, che può risultare offuscata, insieme a mal di testa e a disturbi del sonno, dovuti alla cattiva abitudine di utilizzare il cellulare a letto prima di addormentarsi.

Pertanto dobbiamo evitare assolutamente di usare lo smartphone a letto se vogliamo dormire sonni tranquilli.

Dobbiamo sapere che l'occhio, insieme al piede e alla bocca, è uno dei recettori più importanti del nostro organismo, in grado di governare la postura. Uno squilibrio a livello dell'occhio determina una variazione dell'assetto posturale, con sintomatologia e posture tipiche che vedremo in dettaglio più avanti.

Abbiamo visto in questo capitolo i nuovi disturbi legati all'uso esagerato di smartphone e i loro effetti sulle nostre schiene che diventano curve. Sono soprattutto i ragazzi a rischio di queste patologie perché sono quelli che smanettano di più sul cellulare fin dalla più tenera età. Sono questi gli individui più a rischio di nomofobia, patologia emergente che è nostro dovere di medici cercare di intercettare e curare.

Non smettere la lettura perché nel prossimo capitolo parleremo in maniera ancora più dettagliata dei rischi specifici per collo e spalle legati all'uso non solo del telefonino, ma anche dei tablet e del computer complicati da problemi primari della bocca.

Sì, perché l'uso smodato di queste tecnologie non ha gli stessi effetti su tutte le persone, e questi sono correlati al tipo di malocclusione primaria che presenta il soggetto.

Capitolo 9

Smartphone, tablet e pc: quali rischi per il collo e le spalle?

Abbiamo visto che la moderna tecnologia ci ha cambiato la vita. La nostra generazione degli anni '60 non ha conosciuto i telefonini e non soffriva di male al collo così precocemente, o comunque in misura molto marginale. Come mai allora oggi mi capita sempre più spesso di visitare persone molto giovani, anche di 20 anni, e di regola tra i 25 e i 35 anni, che soffrono di dolore al collo cronico?

La tecnologia ci aiuta, cambia la nostra vita di tutti i giorni, ma ha cambiato anche la nostra postura, perché come abbiamo già detto passiamo ore davanti al telefono a tenere gli occhi sullo schermo di uno smartphone mentre camminiamo, oppure lo facciamo da sdraiati sul divano, con conseguenze incredibili sul nostro apparato muscolare e scheletrico.

Divertiamoci a guardare gli adulti che camminano per la strada col telefono in mano. Se li osserviamo di profilo, vedremo tanti colli ricurvi e allungati in avanti sul telefono in una posizione innaturale, e questo per almeno 5-6 ore al giorno. Una ricerca recente riferisce che prendiamo in mano il nostro smartphone per più di 150 volte al giorno! È proprio questa postura innaturale della testa in anteriorità la causa scatenante di disturbi e dolori cronici al collo.

Ritengo questa problematica così importante da averle dedicato interamente il prossimo capitolo, intitolato "bocca, cervicale e postura".

Dottore, soffro di cervicale! Noi medici eravamo abituati anche solo fino a 10 anni fa a sentire questa frase da pazienti di 50 anni, non di venti! Qualcosa quindi è profondamente cambiato.

Numerose ricerche affermano che la postura della testa in avanti può aggiungere più di 13 kg di leva patologica sulla colonna vertebrale cervicale, provocando un profondo disallineamento di tutta la colonna vertebrale e addirittura causando una perdita del 30% della capacita polmonare, cioè della quantità di aria che ci serve per respirare!

Altri studi riferiscono che nelle persone che soffrono di dolore o affaticamento cronico, malattie reumatiche, è stata riscontrata una postura in avanti della testa.

Anche chi soffre di cefalea, emicranie e in genere di dolore cronico ha spesso una cattiva postura della testa che determina una cattiva postura globale. I muscoli del collo infatti sono in collegamento diretto con una parte del tronco cerebrale che regola la frequenza del cuore e la pressione sanguigna.

Ma quali sono le cause più frequenti di una postura anteriore della testa e quindi di postura alterata del collo?

Le principali cause possono essere, oltre che congenite o ereditarie, traumatiche, funzionali, dovute ad abitudini scorrette oppure come abbiamo già visto legate a un uso eccessivo di telefoni cellulari o computer. Abbiamo visto infatti che le nuove generazioni sono più a rischio, perché quando siamo cresciuti noi i cellulari non erano ancora stati inventati.

Si eredita o si tramanda geneticamente, invece, una malocclusione, con tutti gli squilibri che ne derivano a carico dell'apparato masticatorio. Abbiamo detto parlando della lingua che una causa frequente di postura alterata della testa legata alla bocca è dovuta a una deglutizione errata, cioè disfunzionale, come quella che fa fare un movimento di "beccheggio alla testa" ogni volta che mandiamo giù la saliva, causando così a lungo andare una sofferenza al collo. Per capire questo movimento basta osservare il collo di una gallina quando razzola nel cortile.

Anche uno squilibrio agli occhi e in particolare ai muscoli oculomotori è una causa frequente di postura alterata del capo. Parleremo di questo problema più avanti, nel capitolo dedicato all'occhio.

Tra i traumi troviamo al primo posto i colpi di frusta, che molto spesso riferiscono nell'anamnesi i pazienti.

Tutte queste situazioni di squilibrio posturale vanno trattate e affrontate con un percorso diagnostico e terapeutico con la collaborazione di specialisti preparati e formati sulle patologie posturali, in grado di affrontare il problema a 360 gradi, migliorando così la qualità di vita delle persone che soffrono di questi disturbi.

Affidarsi così ad un osteopata esperto, in grado di capire le problematiche del singolo individuo, che collabora con un medico posturologo, in grado di inquadrare il tutto, è la cosa giusta da fare. I vari specialisti cercheranno sempre di associare alle varie terapie della ginnastica posturale per risovere questi problemi.

Ottimo il pilates, e in generale il lavoro sulla mobilità articolare, che spesso è in grado di risistemare tutto se praticato con regolarità.

Anche la pratica dello yoga fa bene, perché toglie contratture e rigidità e rasserena la mente, contribuendo ad abbassare la soglia dello stress poiché, oltre a migliorare la postura, rende più forti e gioiosi nel corpo ma soprattutto nella mente.

Infatti traumi fisici ed emotivi accorciano soprattutto i muscoli della parte anteriore del collo, che sappiamo essere raggruppati in catene muscolari che ritraendosi fanno contrarre il diaframma che, come abbiamo gia visto, è un muscolo importantissimo, posto alla base della cavità toracica e fondamentale per la nostra respirazione.

Funzioni corporee come la produzione di ormoni e la respirazione sono sotto il controllo del sistema posturale, quindi tra le maggiori conseguenze di una cattiva postura della testa e del collo avremo, oltre a una ridotta capacità respiratoria, un aumento della pressione del sangue, e dolore cronico con alterazione degli stati d'animo, riferito come sensazione di malessere generale a livello della parte superiore del tronco.

Spesso è presente un mal di testa di natura vascolare, cioè legato all'afflusso sanguigno alterato a livello della microcircolazione a livello cervicale.

Questo perchè la postura influenza l'ossigenazione direttamente attraverso la funzione simpatica del sistema nervoso a livello della colonna cervicale.

Nel prossimo capitolo, dedicato alla "cervicale", o male al collo, come viene chiamato più comunemente, analizzeremo in dettaglio quali sono i rapporti tra la bocca e questa patologia, cercando di spiegare anche come prevenire e rimediare a tali disturbi. Continua quindi nella lettura perché anche questo è un argomento di estrema attualità!

Capitolo 10:

Bocca, cervicale e postura

Questo argomento mi riguarda molto da vicino poiché molti pazienti si rivolgono a me proprio per questo problema, e cioè il dolore cervicale. La famigerata "cervicale", di cui sembra che prima o poi ai nostri giorni tutti debbano soffrire, si manifesta principalmente con la presenza di un fastidioso dolore al collo. Purtroppo il 50% degli italiani soffre di dolori alla cervicale, che però potrebbero essere facilmente prevenuti agendo sulle due cause scatenanti principali, lo stress e una cattiva igiene posturale, che provoca tensioni e contrattura della muscolatura del collo.

Lo stress non solo accentua un dolore cervicale preesistente, ma spesso ne è la causa. Tutti noi, stressati dal lavoro e dalla vita frenetica di tutti i giorni, scarichiamo le nostre tensioni assumendo delle posture scorrette, che provocano contratture e rigidità dei muscoli e delle articolazioni. Questo atteggiamento finisce per irrigidire anche i muscoli del collo e della spalla creando la cervicalgia, cioè il cosiddetto "torcicollo", condizione dolorosa che tutti noi conosciamo e abbiamo provato almeno una volta nella vita e che ostacola i movimenti naturali del collo.

Spesso la patologia cervicale comprime il plesso nervoso o le radici dei nervi, infatti molti pazienti avvertono una sgradevole sensazione di formicolio e intorpidimento associata a una debolezza del braccio e della mano.

Possiamo distinguere tre tipi di cervicalgia. Nel primo il dolore cervicale si concentra solo a livello del collo (cervicalgia). Nel secondo il dolore si estende dal collo fino al braccio (cervicobrachialgia). Nel terzo tipo il dolore al collo è accompagnato da altri sintomi come alterazioni della visione, vertigini e disturbi della deglutizione.

Ma come possiamo evitare o attenuare le cervicalgie?

Per dare sollievo alla cervicale la soluzione non è quasi mai l'assunzione di un antidolorifico ogni volta che sentiamo dolore al collo, ma curare le cattive posture e cercare di diminuire lo stress giornaliero. Infatti molti autori sono d'accordo sul fatto che la colonna cervicale, soprattutto ai nostri giorni, rappresenta un bersaglio dello stress e dello stato d'animo.

Guardiamo una persona preoccupata o triste: presenterà spesso un collo chino con chiusura delle spalle, viceversa una testa dritta e un collo ben esteso indicheranno ottimismo e voglia di vivere.

Il termine generico "cervicale" così come viene inteso al giorno d'oggi indica uno stato di malessere generale con dolore riferito al collo o alle braccia, ma come mai insorge questa sintomatologia?

Dobbiamo sapere che le sette vertebre cervicali rappresentano una delle zone più fragili della colonna vertebrale. Infatti il loro compito è quello di sostenere la testa e permettere le migliaia di movimenti che facciamo ogni giorno, quando leggiamo, ci giriamo, guidiamo, guardiamo il telefono.

Questa zona è oltremodo delicata perché da qui passano tutti i nervi per le spalle, le braccia e le mani. È proprio per questo motivo che ogni alterazione muscolare o delle vertebre in questa zona può riflettersi a livello di distretti anatomici che apparentemente sono lontani, come le dita per esempio. Ecco perché molte cervicali si associano a formicolii delle dita delle mani.

Per liberarci di queste cattive compagnie, cioè di quelle fastidiose contratture al collo, certe volte basta correggere alcune cattive abitudini. Per esempio alcune posture errate durante il sonno, come la mano sotto il cuscino, o una posizione sbagliata al lavoro della testa, eccessivamente inclinata in avanti verso il computer, o l'uso sconsiderato del telefono tenuto spesso tra l'orecchio e la spalla sono la causa di questi dolori.

Il mantenimento per molte ore di queste posture sbagliate durante il giorno, senza neanche accorgercene, fa sì che la curvatura normale delle vertebre cervicali venga persa. In questo modo i muscoli del collo sono costretti a fare uno sforzo eccessivo per recuperare la posizione corretta e questo a sua volta instaura un circolo vizioso causando ulteriori contratture ai muscoli.

Certe volte la cervicalgia può essere dovuta a un materasso troppo morbido o un cuscino non adeguato. Anche la posizione scorretta durante la guida può essere la causa, come nel caso dei tassisti, i rappresentanti o gli autisti di autobus, costretti a rimanere molte ore al volante e pertanto molto esposti al rischio di cervicalgia.

Per verificare se la curvatura delle vertebre cervicali è quella giusta basta una semplice visita medica. In genere lo specialista fisiatra o ortopedico o medico posturologo prescriverà anche una radiografia delle vertebre cervicali per studiarne i rapporti anatomici e la posizione l'una rispetto all'altra.

Da queste radiografie si potrà scoprire che dietro alla cervicalgia non abbiamo soltanto posture scorrette, ma si può nascondere un'artrosi cervicale, oppure un'ernia del disco.

L'artrosi cervicale è una degenerazione delle vertebre cervicali con dolore spesso riferito nella parte posteriore del collo esteso fino alla testa o alle spalle. È più diffusa ad una certa età, ma esistono anche forme giovanili che colpiscono anche persone di 30 anni, che riferiscono difficoltà nei movimenti di flesso estensione del collo e dolore durante l'attività, che cala invece col riposo.

L'ernia del disco si manifesta invece quando il sottile cuscinetto ammortizzatore chiamato "disco", posto tra due vertebre, esce dalla sua sede normale e può andare a comprimere le radici dei nervi vertebrali. In questo caso generalmente il paziente riferisce dei dolori che si possono irradiare alla spalla, alle braccia fino alle dita della mano, con formicolio e debolezza generalizzata a tutto il braccio.

Il dolore persistente a livello cervicale richiede sempre un'adeguata diagnosi medica, soprattutto se associato a formicolio continuo delle braccia e perdita di forza alle braccia e alle mani. In questi casi è necessario fare una diagnosi più accurata con una risonanza magnetica o una tac della zona cervicale, che indicherà con precisione la presenza eventuale di ernie, le loro dimensioni e il livello vertebrale interessato.

Nei casi particolarmente gravi e su prescrizione specialistica la tac può essere associata anche a un esame elettromiografico per diagnosticare patologie a livello delle radici nervose.

Ovviamente l'esecuzione della visita, con la raccolta dell'anamnesi medica e la prescrizione da parte dello specialista degli esami necessari caso per caso, rimane di fondamentale importanza.

Anche la terapia in questi casi dovrà essere impostata e seguita da uno specialista del settore, che consiglierà una terapia farmacologica a base di antinfiammatori e miorilassanti che contribuiscono a diminuire la contrazione delle fibre muscolari, diminuendone il tono e rilassando la muscolatura. Dobbiamo prestare molta attenzione al consumo cronico di questi farmaci che può avere alcuni effetti collaterali, legati per quanto riguarda gli antidolorifici al danno sulla mucosa dello stomaco, per i miorilassanti invece alla sonnolenza e alla diminuzione dei riflessi, mal di testa e soprattutto a problemi di dipendenza farmacologica.

Talora il ricorso a medicinali omeopatici e/o omotossicologici, prescritti da uno specialista, potrà essere di grande utilità in tutte le sindromi cervicali da stress di origine psicosomatica, e nei casi in cui i farmaci tradizionali siano controindicati o comportino effetti collaterali, soprattutto a livello gastrico.

Ma quali sono le cause più frequenti del dolore cervicale, e soprattutto che cosa c'entra con la bocca e i denti?

Certe volte la cervicalgia è la conseguenza di un colpo di frusta a seguito di un tamponamento, altre volte il paziente arriva direttamente in studio con una radiografia della cervicale che evidenzia già la presenza di un'ernia cervicale, o la presenza di un'artrosi cervicale con "osteofiti", ossia delle escrescenze ossee localizzate sulla superficie della vertebra, che possono comprimere le strutture vascolari e nervose vicine dando così origine alle vertigini o alle frequenti perdite di equilibrio riferite dai pazienti.

Senz'altro una delle principali cause è la marcata accentuazione della normale curva dorsale della colonna vertebrale chiamata *ipercifosi dorsale* (le classiche spalle curve e ingobbite), oppure l'eccessivo inarcamento del tratto inferiore della colonna a livello lombare, chiamato *iperlordosi lombare*. Vedremo più avanti come un piede piatto o troppo incavato sia spesso la causa di queste due alterazioni. Altre cause possono essere traumi pregressi, come cadute accidentali o traumi cranici.

A questo riguardo mi sono state riferite da pazienti molte modalità traumatiche anche curiose, come "sportellate" prese anni prima aprendo l'armadietto della cucina, cadute in barca a vela dalla scaletta che porta nella cabina oppure, sempre in barca, traumi al collo contro il boma durante una strambata.

Le cadute con gli sci durante le discese, ma anche da fermi durante una coda alla seggiovia, sono cause molto frequenti dalle mie parti visto che vivo in Trentino Alto Adige, ma non solo, anche le cadute rovinose in mountain bike con trauma cranico, o semplici scivoloni sul ghiaccio fuori di casa.

Altre volte mi è capitato di notare dolore cervicale in sportivi che praticano body building, problema dovuto al sovraccarico causato da questo sport di potenza. Questo problema non riguarda solo gli sportivi professionisti ma anche le persone che magari hanno ripreso a frequentare la palestra dopo anni di sedentarietà e, sovraccaricando la muscolatura con esercizi non adatti, manifestano delle contratture molto fastidiose al collo e in altri distretti che durano anche per molto tempo, diventando quindi un problema.

Come curare una cervicalgia?

Fondamentale risulta scoprirne la causa primaria. Una cervicalgia che dipende da una postura inadeguata può essere risolta con semplicità seguendo un programma mirato di esercizi, che però dovranno essere compiuti con costanza. Sarà necessario eseguire quotidianamente gli esercizi per la cervicale in modo rilassato, evitando movimenti veloci e scatti bruschi che potrebbero addirittura riacutizzare il dolore. Fondamentale sarà la consulenza con un bravo fisioterapista, che insegnerà al paziente come eseguire correttamente l'esercizio.

L'osteopata invece cercherà di sciogliere tensioni e stress mobilizzando le vertebre cervicali più irrigidite e contratte.

Credo moltissimo nella collaborazione tra le diverse figure professionali con le quali collaboro quotidianamente, che non si sostituiscono l'una all'altra ma si completano vicendevolmente. Ma ecco di seguito alcuni consigli per prevenire il male al collo e alleviare il dolore cervicale.

Il primo rimedio è cercare come sempre di assumere e mantenere una postura corretta. Questa postura, ideale per salvaguardare le vertebre cervicali ed eliminare le contratture, deve essere mantenuta, quando stiamo in piedi, quando camminiamo, quando dormiamo, quando stiamo seduti di fronte al computer o quando abbiamo il cellulare in mano.

Per migliorare la nostra postura stando in piedi dobbiamo evitare di piegare il collo in avanti chiudendo le spalle e incurvando così la schiena, e cercare di tenere la testa dritta col mento un po' indietro, allineando le orecchie con le spalle e il bacino. Cerchiamo anche di contrarre un po' gli addominali sollevando i pettorali verso l'alto.

Per migliorare la nostra postura quando camminiamo cerchiamo di camminare diritti con le spalle rilassate e la mandibola parallela al pavimento.

Per quanto riguarda la postura nel sonno, molta importanza riveste il materasso su cui dormiamo ogni notte, che non deve essere né troppo duro né troppo morbido, ma in grado di adattarsi alle curve della nostra colonna, e va rinnovato ogni 10 anni circa, prima che perda le sue caratteristiche di sostegno.

Molte persone dormono a pancia in giù, cioè in posizione prona, e con la testa girata da un lato, ma non sanno che questa posizione può accentuare il dolore cervicale. La posizione migliore per dormire è su un fianco, con le ginocchia piegate, o a pancia in su, cioè con la testa rivolta verso l'alto, poichè permette alla spina dorsale di mantenere la sua posizione naturale.

Anche il cuscino va scelto non troppo alto, privilegiando quelli specifici per i dolori cervicali, in grado di sostenere la nostra cervicale e fatti con materiali che si adattano alla nostra testa. La cosa più importante è non utilizzare cuscini troppo alti, che favoriscono una posizione anteriore della testa.

Una cosa che può favorire molto il male al collo è l'abitudine di leggere a letto appoggiati su due cuscini. Cerchiamo piuttosto di assumere una posizione seduta con le braccia flesse, tenendo il libro bene davanti agli occhi. Lo stesso discorso vale anche per il cellulare, se abbiamo la cattiva abitudine di utilizzarlo a letto prima di dormire. Abbiamo già parlato degli effetti deleteri del cellulare sulla postura della schiena e del collo, ma cosa succede al nostro collo quando usiamo il cellulare, e come mai i problemi alla cervicale sono in rapida espansione, parallelamente all'uso indiscriminato che facciamo dello smartphone ai nostri giorni rispetto anche solo a 10 anni fa?

Il problema è che le vertebre e i muscoli cervicali sono stati progettati per sostenere solamente il peso della testa, cioè circa 5 kg. Una postura scorretta con in mano il telefono moltiplica questi pesi. Quindi quando usiamo troppo il cellulare facciamo soffrire il collo.

Alcuni studiosi americani hanno calcolato lo sforzo necessario per piegare la testa per molto tempo utilizzando lo smartphone.

Se tenendo il telefono in mano incliniamo molto il collo in avanti fino a 60 gradi, i muscoli del collo sopporteranno quasi 30 kg di peso contro i 5 kg normali! Con una inclinazione della testa di 30 gradi il collo sopporta ancora 18 kg di peso! Decisamente troppi!

Dobbiamo assolutamente imparare a tenere il cellulare dritto davanti al viso per non caricare i muscoli del collo oltre quei 5 kg fisiologici che sono il massimo consentito da Madre Natura.

Forse è grazie all'uso ormai di massa del telefonino che assistiamo a questa epidemia di problemi alla cervicale, soprattutto tra i giovani? La domanda è d'obbligo, lascio a voi l'ovvia conclusione.

Molto importante per preservare la nostra cervicale è anche imparare a sedersi bene, visto che passiamo buona parte della giornata seduti in ufficio. Dobbiamo cercare di trovare la giusta postura appoggiandoci bene allo schienale della sedia con la parte bassa della colonna, cercando di mantenere la testa dritta, le spalle indietro, inarcando così la colonna lombare. Questa posizione può apparire scomoda a prima vista, ma a lungo andare si dimostra quella vincente, poiché l'errore più classico è quello di sedersi col corpo e la testa troppo in avanti.

Ma, meglio ancora, sono le sedute ergonomiche che fanno basculare il bacino in una posizione mobile, le ginocchia piegate e la colonna eretta anche senza appoggio dorsale.

Due parole infine sul lavoro di tutti i giorni alla scrivania col computer, visto che buona parte delle persone che lavorano in ufficio 8 ore al giorno hanno dolori al collo o alla testa che si potrebbero evitare adottando una corretta seduta. Dobbiamo evitare di rimanere nella stessa posizione per troppo tempo, soprattutto davanti al computer. Sul lavoro cerchiamo quindi di regolare bene la posizione dello schermo del computer in modo da non dover girare la testa di continuo. Lo schermo dovrebbe essere posizionato ortogonale all'asse visivo, ad una distanza non inferiore ai 50 cm. Quando digitiamo sulla tastiera gli avambracci devono essere appoggiati correttamente con un angolo di 90° rispetto alla scrivania e il mouse va tenuto il più vicino possibile in linea con le braccia.

Per quanto riguarda la sedia, invece, ne esistono in commercio alcune molto particolari, addirittura senza schienale, che permettono una seduta veramente ergonomica dal punto di vista posturale, avendo anche un appoggio dinamico per i piedi.

Cerchiamo inoltre di non stare troppo tempo seduti, alzandoci ogni 45 minuti, ed evitiamo di incrociare le gambe sotto il tavolo per evitare stasi venose e disturbi di circolazione del sangue.

Evitiamo anche le "pennichelle" sulla poltrona, magari col cuscino dietro la testa, che costringono a posture fisse o ruotate del collo, favorendo così il dolore alla colonna cervicale.

E in caso di attacchi di dolori acuti alla cervicale?

La prima regola in questi casi è quella di sottoporsi a fisioterapia e massaggi per alleviare il dolore, ma solo dopo aver dominato il dolore con farmaci antidolorifici o omeopatici prescritti dal proprio medico.

Alcuni pazienti traggono giovamento per il dolore cervicale post traumatico dall'eseguire degli impacchi freddi sul collo. Deve essere usata una borsa del ghiaccio avvolta in un panno morbido di cotone onde evitare ustioni da freddo. Il freddo crea una sorta di anestesia sulla zona dolorante. Dopo qualche giorno è utile passare a impacchi di acqua calda sul collo.

Evitare comunque il riposo eccessivo. Anche se questa affermazione può risultare paradossale, dobbiamo sapere che un eccesso di riposo non giova al dolore cervicale, perché favorisce la rigidità delle articolazioni e dei muscoli che già di per sé sono indeboliti. Quindi via libera all'esercizio fisico, fisioterapico e a una salutare camminata, magari in mezzo alla natura se possibile. Di contro, come abbiamo già visto, sono controindicati gli sport di potenza come il sollevamento pesi, oltre che sollevare carichi pesanti che potrebbero peggiorare il dolore cervicale.

Fondamentali restano gli esercizi per la mobilizzazione del collo, da eseguirsi quotidianamente per chi soffre di queste patologie.

Fortunatamente, nella maggioranza dei casi, nei soggetti giovani la cervicalgia è provocata da una semplice contrattura della muscolatura del collo e delle spalle, senza problemi di natura ossea o alle cartilagini. In questi casi risulta molto utile seguire con costanza un programma di esercizi per mobilizzare le vertebre cervicali e sciogliere le tensioni che abbiamo accumulato durante la giornata lavorativa.

Lo scopo degli esercizi che vanno insegnati e supervisionati in prima istanza da un addetto ai lavori è la cura delle contratture muscolari. Per aumentare il lavoro tonico muscolare normale devono essere eseguiti tutti i giorni gli esercizi correttamente; potranno essere eseguiti dove e quando si vuole, prima di dormire, sotto la doccia, in ufficio, o addirittura quando siamo fermi al semaforo.

Si tratta di semplici esercizi che consistono per esempio nel movimento avanti/indietro senza flessione, in rotazioni a destra e a sinistra e infine nell'inclinare lateralmente la testa. Oppure, in piedi con le braccia dietro alla schiena piegare il collo da un lato e con la mano del lato verso il quale è piegato il collo afferrare il polso del braccio opposto e tirarlo verso il basso, in modo da mettere in tensione i muscoli della schiena e della spalla controlaterali, mantenendo la posizione per una decina di secondi per lato. È incredibile la sensazione di stretching che dà questo esercizio lungo le spalle e il collo.

Un altro esercizio molto facile da fare è quello di flettere lentamente da un lato il collo e con la mano dello stesso lato prendere l'orecchio opposto e spingere verso il basso la testa esercitando una leggera tensione.

E se la tua cervicale dipendesse dai denti o dalla lingua?

Compito molto importante del dentista che si occupa di posturologia in questo caso è di valutare se è presente un disturbo di deglutizione, e se questo disturbo è primario o secondario alla lesione cervicale. Sono questi i casi sui quali possiamo lavorare meglio se riusciamo a scoprire che è proprio la bocca e la deglutizione la causa della cervicalgia.

In questo caso, come abbiamo già visto, potrebbe essere necessario un intervento di allungamento del frenulo linguale, al quale devono sempre seguire degli esercizi di rieducazione della lingua, che come abbiamo già detto possono essere fatti a casa, ma devono essere sempre insegnati preventivamente da una logopedista o perlomeno dall'odontoiatra curante.

Nei casi di frenulo corto, come abbiamo già detto, eseguiamo un intervento col laser. Insegno personalmente caso per caso gli esercizi per la lingua ai pazienti, ma consiglio anche di seguire sempre un programma di esercizi personalizzati con un logopedista. Dobbiamo intendere questa figura come il personal trainer che troviamo nelle palestre, che insegna alle persone come fare gli esercizi in maniera corretta, ma soprattutto controlla che vengano eseguiti nel modo e nei tempi giusti.

Infatti, noto spesso che è difficile per i pazienti trovare a casa il tempo necessario da dedicare agli esercizi per la lingua o, come vedremo, per l'occhio. Invece, con l'aiuto di un professionista del settore (logopedista per la lingua, optometrista per l'occhio), un'ora passata a fare gli esercizi scorre velocissima.

Qualora tutti questi accorgimenti preventivi non dovessero funzionare, allora una visita da un medico posturologo o da un odontoiatra posturo consapevole, che accerti lo stato della tua bocca e verifichi se possano esistere delle correlazioni tra la tua bocca e la tua postura, come una malocclusione, una disfunzione linguale, un microgalvanismo o altre patologie così come abbiamo spiegato nei vari capitoli, il tutto convalidato anche da un esame stabilometrico sulla pedana, può essere di grande utilità per risolvere casi che sembrano apparentemente irrisolvibili, ma che invece devono essere inquadrati con l'approccio giusto che solo la posturologia praticata nella maniera corretta può cercare di risolvere.

Quando va fatta la prima visita posturale nel bambino? Esiste un'età precisa? È possibile prevenire fin da piccoli le patologie posturali a partenza dalla bocca?

Nel prossimo capitolo cercheremo di dare una risposta a queste domande, quindi gira subito pagina e continua a leggere!

Capitolo 11:

La buona postura inizia fin da piccoli

In questo capitolo voglio sensibilizzare i genitori sull'applicare delle semplici regole posturali per i propri bambini fin dalla più tenera età, che potranno prevenire patologie ben più gravi in età adulta.

La prima cosa che dobbiamo sapere è la semplice regola che nel corso dello sviluppo per prima cosa si impara a fissare per vedere, poi a camminare, poi si impara a parlare e solo alla fine si impara a pensare. Quindi nel bambino imparare a camminare prepara a imparare a parlare, e saper parlare a sua volta prepara all'elaborazione del pensiero; infatti sono queste le tre attività che portano alla maturazione del sistema nervoso centrale.

Impariamo a camminare grosso modo entro il primo anno di età. Impariamo a parlare attorno ai due anni, mentre si ritiene che iniziamo a pensare verso i tre anni.

Questa generalmente è la fase in cui il bambino comincia a usare la parola "io". Quando cominciamo a parlare per le prime volte in linea di massima lo facciamo con dei gesti.

Un concetto fondamentale da imparare è che il centro del linguaggio si sviluppa nel cervello dopo che il bambino ha imparato a camminare, cioè quando riesce a rimanere in piedi da solo senza le mani. Quindi il bambino comincerà a parlare con parole intere solo dopo che avrà imparato a camminare.

Nella formazione del linguaggio, poi, è molto importante l'ambiente in cui si cresce, dato che il bambino tende a imitare tutto quello che ascolta. Per questo è importante utilizzare coi bimbi un linguaggio corretto, e non come spesso sentiamo un linguaggio da "bebè", magari con bambini che hanno già iniziato la scuola.

Abbiamo fatto tutto questo discorso perché è importante che queste tre fasi - cioè camminare, parlare e pensare - si susseguano con regolarità senza saltarne nenche una.

Lo sbaglio più frequente è far saltare al bambino lo stadio del gattonamento a quattro zampe, mettendolo dentro a un girello, al solo scopo di farlo camminare più velocemente. Vediamo troppo spesso mamme che aiutano il bambino ad alzarsi subito quando cade, mentre è indispensabile lasciare che si arrangi e ritenti fino a che non riesce ad alzarsi da solo. Anticipare i suoi movimenti può avere delle conseguenze negative a lungo termine. Ogni esperienza che facciamo con il nostro corpo, ascoltando e percependo il mondo esterno, agisce sullo sviluppo del nostro cervello e sull'equilibrio della bocca.

Il bambino fa queste esperienze soprattutto attraverso il gioco. Fare gli errori che abbiamo visto sopra significa saltare delle tappe obbligatorie, indispensabili per lo sviluppo armonico del nostro cervello.

Tipico è il caso del bambino che continua a battere insistentemente due oggetti tra di loro, creando fastidio ai presenti. La prima cosa che farà la mamma sarà toglierli gli oggetti per dare un po' di sollievo alle sue orecchie.

Niente di più sbagliato, perché in realtà il bambino sta imparando e sta associando il suono degli oggetti tra loro. Sta affinando la percezione del toccare gli stessi, e sta allenando il proprio occhio a colpire i due oggetti contemporaneamente. In pratica sta imparando a prendere la mira, cosa che gli sarà molto comoda quando un domani dovrà attaccare un chiodo al muro con un martello. L'adulto incapace di questo movimento, e che al secondo colpo si schiaccia un dito, è un bambino che non ha scritto nel proprio cervello questo movimento.

Engrammare significa scrivere, *printing* vuol dire stampare, si tratta proprio di imparare a scrivere questi movimenti nel nostro cervello. La ripetizione in questo è maestra e questo lo sanno bene gli atleti, che continuano a eseguire i movimenti necessari per il loro sport fin dall'infanzia.

I concetti che abbiamo espresso fino a qui sono molto importanti per quanto riguarda la prevenzione delle patologie posturali nel bambino, ma tornando all'argomento principale del libro, e cioè l'influenza della bocca sulla postura, esiste un modo per intercettare fin da bambini le tre malocclusioni, prevenendo così i disturbi posturali che esse provocano?

Possiamo per esempio evitare o prevenire una malocclusione o una posizione viziata della testa in anteriorità da morso aperto con interposizione linguale?

Tutto questo è possibile con l'aiuto dell'ortodonzia intercettiva, grazie alle apparecchiature funzionalizzanti. Sono queste delle apparecchiature che utilizzate nel bambino fin da subito possono contribuire a curare le malocclusioni prima che queste, con lo scatto di crescita, possano peggiorare. Vedremo nel dettaglio questo argomento nel prossimo capitolo, in cui spiegheremo i diversi tipi di apparecchiature funzionali e le loro azioni migliorative sulla nostra postura.

Capitolo 12

Apparecchiature funzionali e postura

Col termine apparecchi funzionali intendiamo tutte quelle apparecchiature ortodontiche che non sviluppano la loro azione direttamente sui denti, ma stimolano direttamente l'intero l'apparato bucco-facciale ad una crescita corretta e ad un corretto rapporto tra le strutture muscolari e ossee del bambino in crescita.

Questi apparecchi, una volta che sono stati messi in bocca, utilizzano l'azione dei muscoli stessi dell'individuo per eliminare le interferenze di crescita negative, promuovendo il corretto sviluppo delle strutture della bocca.

Le apparecchiature funzionali hanno una funzione incredibile, che è quella di rieducare le funzioni primarie della bocca. Queste funzioni vengono chiamate "neurovegetative", come abbiamo già visto nei capitoli precedenti, e sono la respirazione, la deglutizione, la masticazione e la fonazione.

Queste quattro funzioni sono le principali responsabili del modellamento e della crescita armonica della bocca, perché dobbiamo ricordarci che è sempre la funzione che modella l'organo, così come il muscolo modellato dagli esercizi quotidiani in palestra si sviluppa e cresce.

Andando ad agire su queste funzioni con l'apparecchio funzionale induciamo una trasformazione profonda del paziente. Inoltre portando queste apparecchiature, così come i bite, durante la notte, si va ad agire sulla parte subconscia della nostra psiche, eliminando così la mente razionale conscia.

In genere l'uso degli apparecchi funzionali viene fatto iniziare durante la fase della dentizione mista, cioè quando nel bambino sono presenti sia i denti da latte che quelli permanenti. Le apparecchiature funzionali che utilizzo da ormai molti anni sono quelle della scuola torinese del prof. Pietro Bracco, che ha modificato e perfezionato i dispositivi del prof. Cervera di Madrid aggiungendo numerosi concetti nuovi, in modo da poterle applicare in tutte le malocclusioni.

Questi dispositivi funzionano perfettamente anche nell'adulto e sono utilizzati con successo nel controllo di numerose patologie gnatologiche per la loro semplicità di applicazione.

L'azione generale delle apparecchiature funzionali è quella di un dolce riallinemento dei denti, che oltre a migliorare la bocca si manifesta a distanza su diversi tipi di patologie. L'apparecchio va a lavorare direttamente sulle articolazioni, sui muscoli e sull'occlusione.

Grandi soddisfazioni nell'uso di queste apparecchiature ho avuto per esempio nei casi di morso crociato con beanza anteriore, nella respirazione orale, nella postura e nelle disfunzioni linguali, dove nel giro di sei-sette mesi dall'applicazione dell'apparecchio funzionale ho potuto notare l'armonizazzione delle arcate e la scomparsa del cross e delle altre patologie. Ottimi risultati ho ottenuto nel corso degli anni anche nella correzione dei morsi coperti anteriori, dove anche qui nel giro di otto nove-mesi di utilizzo dell'apparecchio funzionale ho osservato in moltissimi casi i mutamenti strutturali delle due arcate e la risoluzione del problema. Tutto questo sempre comprovato da un recupero posturale delle dissimmetrie, sempre presenti in questo tipo di patologie.

Ma come funzionano le apparecchiature funzionali? Stringendo i denti sull'apparecchiatura, viene stimolata l'attività muscolare e quindi il sistema nervoso, col risultato di creare nuove connessioni neurologiche, nuove sinapsi, cioè nuove comunicazioni tra cellule nervose. Si tratta di una riorganizzazione di tutto l'organismo che passa attraverso la respirazione, la deglutizione e la masticazione.

Così facendo si agisce sul corpo intero, stimolando come dicono molti studiosi l'autoguarigione, poiché sembrano agire anche sulla psiche del singolo individuo.

Inutile ribadire l'importanza della psicologia nella cura di qualsiasi malattia, poiché va da sè che un organo sottoposto a uno stress prolungato nel tempo finisce con deformarsi, e questo comporta sempre l'insorgere di problemi psicologici.

Le apparecchiature funzionali sono in grado anche di indurre dei benefici a carico dell'articolazione della mandibola, unica articolazione doppia del nostro organismo, che se è sottoposta a degli stress masticatori cambia la sua posizione arretrando. Così facendo l'articolazione della mandibola viene esposta a un'usura esagerata, con conseguente comparsa di dolori e deformazione dei capi articolari, che determinano l'insorgere di rumori articolari che hanno sempre una componente psicologica molto elevata. I bite metallici delle apparecchiature funzionali della scuola del prof. Bracco, infatti, interponendosi tra i denti sono in grado di eliminare i contatti dentali anomali, cioè non in armonia con i movimenti della mandibola. Tali precontatti, come abbiamo già visto, sono deleteri perché dislocano in modo patologico la mandibola, creando patologia all'articolazione. La mandibola, pertanto, durante tutto il tempo in cui l'apparecchio resta in bocca verrà sbloccata e guidata a eseguire solo movimenti corretti, con notevole beneficio di tutte le strutture ossee muscolari della bocca che si rilasciano. I bite di metallo dell'apparecchiatura inoltre non generano carie, a differenza delle placche di resina, rendendo difficile il ristagno di placca e residui di cibo, questo perché i contatti tra l'apparecchio e i denti sono sempre e solo mobili e puntiformi, e quindi acariogeni.

Un altro punto di forza delle apparecchiature funzionali è che esercitano delle forze meccaniche molto deboli e intermittenti, non come le apparecchiature fisse che vengono programmate con una forza decisa dall'odontoiatra e che restano in bocca per

24 ore. È il paziente che decide quanto spingere e quanta pressione ed energia applicare sull'apparecchiatura. Anche le apparecchiature funzionali in taluni casi debbono restare in bocca per 24 ore al giorno, ma il paziente è libero di toglierle per qualche minuto se per esempio vuole bere, mangiare qualcosa o scattarsi una foto con gli amici senza apparecchio.

Le apparecchiature funzionali sono in grado di rieducare e funzionalizzare la lingua grazie al riequilibrio della muscolatura. Una componente in particolare dell'apparecchiatura chiamata "bottone palatino" è in grado di funzionare come un vero e proprio boccone di cibo artificiale, evocando a ogni deglutizione tutti i riflessi necessari affinché questa avvenga nel modo corretto e nel contempo rimodellando il palato ad ogni atto deglutitorio.

Un'altra caratteristica positiva degli apparecchi funzionali è che quando vengono messi in bocca permettono prevalentemente una respirazione nasale che sappiamo essere più fisiologica.

Sappiamo ormai bene quali sono gli effetti negativi della respirazione effettuata dalla bocca anziché dal naso. Per questo utilizzandoli notiamo miglioramenti inaspettati delle otiti e delle riniti recidivanti nei bambini che ne fanno uso. Inoltre migliorando la respirazione le notti di questi bambini sono più tranquille, senza incubi, russamenti e con un sonno finalmente ristoratore. Le stesse osservazioni valgono anche per gli adulti che soffrono di queste patologie del sonno sempre più frequenti. Spesso vengono risolte anche problematiche di cefalee, che scompaiono dopo qualche mese di uso dell'apparecchiatura funzionale.

Di fronte ad una malocclusione, soprattuto negli adulti, io affermo che possiamo andare a Roma con la macchina, col treno, col pullman o con l'aereo: l'importante è arrivare a Roma. Ogni paziente deve avere la sua terapia personalizzata. L'odontoiatra esperto di ortodonzia saprà che tipo di apparecchiatura utilizzare nel bambino o nell'adulto. Se per esempio l'adulto richiederà solo un allineamento estetico, non lamentando disturbi posturali o gnatologici, basteranno una serie di mascherine trasparenti per donargli un nuovo sorriso. Se invece l'adulto presenta dei sintomi disfunzionali sarà indicata una terapia con apparecchiature funzionali a bite, o bite di rilasciamento della muscolatura o di svincolo dell'occlusione.

Negli ultimi anni ho aggiunto un altro strumento di lavoro nella mia cassetta degli attrezzi. Si tratta di una categoria di apparecchiature chiamate "equilibratori", utili per riposizionare i denti nel bambino e nell'adulto e portare le arcate ad uno stato di armonia, con benefici non solo estetici ma anche funzionali per tutto il corpo, poiché anche queste apparecchiature agiscono sulla postura rendendola più armonica.

Tali apparecchi stimolano nei bambini l'espansione naturale del palato, la respirazione attraverso il naso e la normale deglutizione, diminuendo e armonizzando le forze muscolari così come le apparecchiature funzionali classiche.

Gli equilibratori sono degli apparecchi morbidi ed elastici che migliorano l'allineamento dei denti riequilibrando proprio quelle funzioni neurovegetative che abbiamo visto, cioè la deglutizione, la masticazione, la respirazione nasale e la fonazione. Sono indicati nei diversi tipi di malocclusione e sui pazienti di qualsiasi età e vengono indossati la notte per dormire e 2 ore durante il giorno. Derivano da un'idea originale della scuola di ortopedia funzionalista francese degli attivatori Soulet-Besombes, strumenti in caucciù elastico che possiamo considerare i loro antenati, poiché oggi i materiali che li compongono sono completamente cambiati. L'idea originale si riferisce alla disciplina della *dentosofia*, che letteralmente significa "saggezza dei denti", basata su un approccio umanistico all'odontoiatria che pone in primo piano il legame tra l'equilibrio della bocca, dell'essere umano e del mondo intero. Secondo la dentosofia il riequilibrio della bocca porta al miglioramento delle funzioni di tutto il corpo, perché i denti possono essere considerati come uno specchio della nostra interiorità. Le diverse malocclusioni sono quindi il risultato di una serie di fatti che ci sono accaduti durante la nostra vita, coinvolgendo quindi la nostra sfera psichica, emozionale e affettiva.

La posizione dei nostri denti sarebbe così un vero e proprio linguaggio, che ci permette di definire il profilo psicologico e affettivo del paziente. Ecco così che la persona con morso profondo sarà rigorosa, con senso di responsabilità e del dovere forte, tendente alla rigidità, mentre quella con morso aperto avrà al contrario una personalità creativa e intuitiva.

In dentosofia ad ogni malocclusione, posizione e tipo di dente è associato un profilo psicologico ben preciso. L'argomento è senz'altro molto interessante, perché non fa altro che comprovare ancora una volta l'esistenza del codice bocca postura, e cioè l'importanza del rapporto tra i denti e il nostro corpo nella sua totalità.

Da notare che prima di iniziare il trattamento con gli equilibratori è consigliato inviare il paziente dall'osteopata di fiducia per un reset osteopatico, da effettuarsi 3-4 giorni prima della terapia.

Questo sottolinea ancora una volta che per fare questo lavoro a 360 gradi il dentista deve collaborare con altri specialisti creando un team di lavoro multidisciplinare.

Nel prossimo capitolo faremo un piccolo esercizio pratico per capire i vari tipi di postura normale e poi analizzeremo le principali posture sbagliate e da evitare.

Quindi se sei seduto da un po' immerso nella lettura alzati, sgranchisciti le gambe, bevi un bicchiere d'acqua per reidratarti, fai un bel respiro per rilassarti e poi riprendi a leggere!

Capitolo 13
Le 4 posture

Voglio adesso spiegare in maniera molto semplice i 4 tipi più comuni di postura errata da sottoporre qualora presenti all'attenzione di un posturologo. L'esposizione è semplificata ma permetterà al lettore giunto alla fine del capitolo di capire la propria postura semplicemente guardandosi allo specchio.

Queste tipologie di postura sono le più comuni tra i cosiddetti "vizi posturali", in grado cioè di condizionare la complessa relazione tra il cranio, e quindi la bocca, e la colonna vertebrale.

Per capire i vari tipi di postura proviamo prima a fare un esercizio pratico, facendoci scattare da un nostro familiare una fotografia col telefono presa lateralmente. Meglio ovviamente se il torace è scoperto, e poi andiamo ad analizzarla insieme.

Mi raccomando di conservare una postura il più naturale possibile, senza tentare di raddrizzarsi solo per fare bella figura.

Com'è la posizione della testa? È in linea con resto del corpo o è sbilanciata in avanti rispetto alle spalle?

Le spalle sono allineate con il sedere o sono proiettate all'indietro? Oppure è il sedere arretrato rispetto alle spalle?

Le curve della colonna viste lateralmente sono più accentuate? L'addome sporge in avanti?

Adesso invece facciamoci scattare una fotografia frontalmente in cui si veda tutta la nostra persona dalla testa ai piedi.

Cominciamo ad analizzare il livello degli occhi e delle orecchie. Proviamo a tracciare una linea immaginaria che li unisca. Sono allo stesso livello oppure uno è più in alto e uno più in basso?

La testa è dritta o inclinata su un lato? Le spalle sono alla stessa altezza oppure una è più alta dell'altra?

Le mani e i polsi sono alla stessa altezza oppure una è più in basso dell'altra?

Guardiamo adesso quello spazio triangolare che si trova tra il corpo e le braccia chiamato "triangolo della taglia". Questo triangolo è uguale sui due lati oppure un triangolo è più grande dell'altro? La presenza di un'asimmetria tra i due triangoli può essere indice di uno squilibrio a livello della colonna vertebrale come un atteggiamento scoliotico.

Per finire facciamoci scattare una foto da dietro, in cui si veda bene tutto il corpo dalla testa ai piedi.

Anche qui potremo notare o confermare la presenza di una spalla più bassa rispetto all'altra.

Le due scapole, che hanno forma triangolare con apice verso il basso, sono allo stesso livello o il vertice di un triangolo è più in basso dell'altro? Forse potremo notare che la spalla più bassa coincide anche con la scapola che è più bassa.

Le due pieghe visibili sotto il sedere sono allo stesso livello oppure una è più bassa dell'altra? Questo potrebbe denotare uno squilibrio di altezza a livello del bacino.

Le due ginocchia e i piedi sono simmetrici e alla stessa altezza?

E infine, l'asse del malleolo dei due piedi è rivolto verso l'esterno o verso l'interno? Potremo così avere un retropiede che viene chiamato valgo o varo a seconda dei casi.

Dall'esame, anche grossolano, di queste fotografie potremo trarre delle informazioni utilissime sulla nostra postura.

Di sicuro vedere le nostre foto non ci fa mai un bell'effetto, perché vengono esaltati tutti i difetti del nostro corpo che non siamo abituati a vedere, ma questa semplice tecnica è troppo importante per farci prendere conoscenza di noi stessi e del nostro portamento.

Cerchiamo ora di confrontare il risultato delle nostre fotografie con i 4 tipi di postura semplificati, cercando di capire quello che più si avvicina al nostro.

Il primo tipo di postura che andiamo ad analizzare è la cosiddetta "postura rilassata" o molle. Si tratta in genere di persone alte, magre, con muscoli gracili, con la testa sbilanciata in avanti, le spalle curve e rivolte in avanti, la pancia globosa. Dobbiamo sapere che normalmente le spalle dovrebbero essere allineate alla verticale che passa per l'orecchio. In questo caso invece le troveremo molto più avanti rispetto al torace. Generalmente queste persone camminano sui talloni e rivolgono lo sguardo verso il basso. Le labbra non combaciano (non sono chiuse) perchè generalmente questi soggetti respirano dalla bocca e non dal naso. La loro mandibola è arretrata, i muscoli della masticazione sono deboli e spesso soffrono di disturbi all'articolazione della mandibola.

Il secondo tipo di postura che analizziamo è il contrario e cioè la postura cosiddetta "iperattiva", tipica delle persone con muscoli addominali e dorsali contratti. Anche il collo è contratto, tanto che se lo guardiamo di lato notiamo la scomparsa della curva della colonna vertebrale cervicale, che normalmente è rivolta in avanti. Non ci meraviglieremo quindi se queste persone soffrono di rigidità al collo.

Chiediamo a queste persone dove sentono l'appoggio sotto ai piedi, riferiranno di sentirlo soprattutto nella parte anteriore e sotto le dita, con la sensazione di essere proiettati in avanti.

E la bocca? Spesso questi soggetti presentano una mandibola spostata in avanti, con conseguente postura abbassata della lingua, che appoggia sui denti inferiori anziché sul palato.

Il terzo tipo di postura è comunemente chiamato "dorso curvo" ed è frequente nei giovani che fanno poco sport e preferiscono passare le giornate davanti alla Playstation.

L'atteggiamento è tipico, perché le spalle sono curve in avanti così come la testa e il collo. Il dorso curvo può peggiorare fino ad arrivare alla cosiddetta "cifosi dorsale", cioè un aumento esagerato della curva del torace visibile soprattutto se guardiamo il paziente di lato.

Qualche volta avremo anche un aumento della curva della schiena più in basso, chiamato "lordosi", con conseguente postura con addome prominente. In questo caso sembra che il paziente abbia la pancia, ma in realtà la causa è il tratto della colonna a livello delle vertebre lombari che essendo più arcuato la spinge in fuori.

Il quarto tipo di postura è l'opposto del dorso curvo e viene chiamato "dorso piatto". In questo caso tutte le curve che normalmente presenta la schiena in senso laterale sono raddrizzate e praticamente non esistono più. Il paziente è rigido e spesso presenta guardandolo da dietro una evidente deviazione della colonna, chiamata "scoliosi", come abbiamo già visto in precedenza. Questa curva ad S della colonna può riguardare la parte alta sul collo o sul torace o a livello lombare. Può essere rivolta verso destra o verso sinistra con diversi gradi di gravità. La scoliosi se riscontrata nell'adulto è ormai stabilizzata, ma se diagnosticata nel bambino va trattata precocemente, per evitare seri problemi in età adulta.

Come risolvere tutto ciò? Esistono dei rimedi per migliorare la nostra postura?

Fortunatamente il sistema che regola la postura è in grado di adattarsi molto velocemente al cambiamento e di rispondere a nuove sollecitazioni, perché è un sistema molto plastico. Grandi miglioramenti possono essere fatti riguardo alla nostra postura anche solo eseguendo dei piccoli esercizi che però, per avere il loro effetto, devono essere praticati quotidianamente. Non esistono limiti di età, anche se ovviamente l'organismo giovane è molto più adattabile.

Gravi vizi posturali invece vanno trattati con terapie adeguate che comportano il fatto di essere seguiti da un fisiatra o un ortopedico.

Spesso nei giovani individui, ma soprattutto negli adulti, la causa dei difetti posturali va cercata nella mancanza di movimento e in una insufficiente attività sportiva.

Non dobbiamo dimenticare infine, come ho già sottolineato più volte, la componente psicologica comportamentale, che se risolta può risolvere dei casi in maniera eclatante. Purtroppo, la vita lavorativa spesso stressante che conduciamo tutti i giorni, la sedentarietà, l'alimentazione non corretta giocano in questo un ruolo fondamentale, sul quale per fortuna è possibile lavorare molto, ma è necessario dedicarvisi con costanza.

Eseguire quotidianamente degli esercizi di ginnastica correttiva che sblocchino le articolazioni e rinforzino i muscoli è di fondamentale importanza. Occorrerà scegliere un fisioterapista e un osteopata di fiducia, che collaborando con l'odontoiatra posturologo terranno sotto controllo il caso a 360°.

In caso di problemi linguali, che abbiamo visto essere causa di molti vizi posturali, importantissimo sarà anche il consulto con la logopedista che integrerà il tutto con degli esercizi specifici per la lingua, la pronuncia e la deglutizione. Dopo il consulto iniziale, in cui vengono evidenziati i problemi principali da risolvere, verranno programmate delle sedute in cui eseguire gli esercizi. La parte più impegnativa però sarà a casa, dove ci si dovrà impegnare quotidianamente e più volte al giorno ad eseguire gli esercizi, anche solo per pochi minuti ma con costanza.

Nel caso di dorso curvo abbiamo quasi sempre una muscolatura del dorso poco sviluppata; la ginnastica consisterà nello sviluppare questi muscoli dorsali sbloccando il torace, le spalle e cercando di rinforzarli. Soprattutto nei giovani l'iscrizione a una palestra e la compilazione con un trainer della tabella degli esercizi per la schiena saranno di estrema utilità. La frequenza dovrà essere costante e i benefici sulla schiena e lo sblocco della respirazione saranno immediati.

Qualora sia presente un addome prominente, con un aumento della curva a livello lombare e la testa in avanti, dovremo cercare di rinforzare i muscoli addominali, con opportuni esercizi, e migliorare la respirazione, cercando di rinforzare la respirazione addominale.

In caso di testa troppo in avanti sarà necessario rinforzare i muscoli del collo, trattando le vertebre cervicali ed eseguendo degli esercizi specifici con l'aiuto del fisioterapista. Dobbiamo ricordare che questi sono i casi che più risentono delle cure odontoiatriche, poiché tra le cause di anteriorità della testa abbiamo il bruxismo, il digrignamento notturno, l'usura dei denti con conseguente perdita di altezza e il morso profondo.

Qualora invece siano presenti delle curve scoliotiche anomale sarà sempre necessario rivolgersi agli specialisti ortopedici del settore, che sapranno inquadrare al meglio il caso.

In questo capitolo abbiamo imparato, facendoci scattare delle fotografie di fronte, di schiena e laterali, qualcosa di più sulla nostra postura, confrontandola con i quattro più comuni atteggiamenti posturali da evitare. Ma la nostra postura non dipende solo dalla bocca e dai piedi; i nostri occhi hanno un ruolo fondamentale nel tenerci in equilibrio. È soprattutto quando questi due recettori non sono in equilibrio tra di loro che determinano degli squilibri chiamati "discendenti" perché si ripercuotono fin sotto la pianta dei piedi.

Continua la lettura perché il prossimo capitolo è dedicato interamente all'occhio e alla sua influenza sulla nostra postura.

Capitolo 14:

Occhio, bocca e postura

Alcuni miei pazienti si meravigliano perché appesa alla parete di fronte al riunito odontoiatrico ho una di quelle tabelle che usano gli oculisti per misurare la vista. Probabilmente si chiederanno se hanno per caso sbagliato professionista. *Siamo dal dentista o dall'oculista?* Esistono correlazioni sempre più studiate tra gli occhi, la bocca e i denti. Sembra incredibile ma è molto frequente trovare per esempio un paio di occhiali scorretti, che hanno determinato delle modificazioni a livello della bocca, come un deficit di apertura.

Ci sono dei semplici test che riguardano l'occhio che sono fuori dalle manovre tradizionali che ogni dentista fa tutti i giorni, ma alla portata di qualsiasi medico con un po' di pratica. Succede così che un problema di masticazione può determinare un problema di convergenza oculare, cioè del movimento di centratura che compiono gli occhi quando passano da una visione da lontano a una da vicino, o la comparsa di forie, cioè di uno squilibrio muscolare latente dei due occhi, ovvero una forma di strabismo non manifesta.

Due semplici test permettono di scremare una buona parte dei problemi dell'occhio che possono influire sulla postura: il test di convergenza e il cover test.

Il test di convergenza si effettua facendo avvicinare una penna al naso del paziente e invitandolo a seguire la punta con lo sguardo. Il test è normale quando i due occhi seguono la punta e convergono verso il centro in modo simmetrico. Se uno dei due occhi tende a perdere la punta della penna e a ritornare verso l'esterno allora avremo una ipoconvergenza.

L'ipoconvergenza dipende nella maggior parte dei casi da un problema oculare che può essere curato benissimo, ma in una buona percentuale dei casi può dipendere dalla bocca. Infatti ripetendo l'esame dopo aver cambiato la posizione della mandibola è possibile vedere se c'è un miglioramento della convergenza.

Mi capita molto spesso di trovare un morso crociato (*cross bite*) con una deviazione della mandibola dal lato del cross e una ipoconvergenza oculare dallo stesso lato, soprattutto nei bambini.

Non è dato ancora sapere scientificamente se "è nato prima l'uovo o la gallina", cioè se sia il cross che abbia influenzato l'occhio o viceversa se sia l'ipoconvergenza che determina un iposviluppo del mascellare da quel lato.

Non è questa la cosa più importante che ci interessa sapere, ben più importante è sapere che nel bambino una volta risolto il cross con una apparecchiatura funzionale noto spesso anche un miglioramento della convergenza oculare e quindi della vista.

Questo semplice test eseguito dopo una qualsiasi modificazione effettuata dal dentista nella bocca del paziente può informarlo, se migliora in senso positivo, della buona qualità delle cure odontoiatriche che sta eseguendo.

Per questo ricordo ancora una volta che è molto importante farsi seguire da un dentista che sia posturo consapevole, cioè preparato professionalmente sulle problematiche posturali.

Puoi fare un esercizio molto semplice per vedere com'è la tua convergenza prendendo una penna e muovendola avanti e indietro davanti al naso tenendola ben verticale. La convergenza sarà normale se riusciamo a tenere a fuoco l'immagine della punta con tutti e due gli occhi senza che si sdoppi.

Prova a fare delle prove cercando di capire qual è la distanza minima con cui riesci a vedere la penna contemporaneamente con tutti e due gli occhi senza che l'immagine si duplichi.

L'ideale è arrivare, come abbiamo visto, fino a 1 cm dalla radice del naso. Se siamo in grado di arrivare fino a quella posizione senza sdoppiamenti questo è segno di una ottima convergenza oculare. Se l'immagine si sdoppia da lontano sarà utile consultare un oculista o un optometrista per controllare i tuoi occhi.

Il cover test invece viene eseguito coprendo e scoprendo alternativamente i due occhi. Si basa sul principio secondo il quale l'occhio che un attimo prima era coperto non dovrebbe avere dei movimenti di riaggiustamento della visione.

Se un occhio quando viene scoperto tende a ricentrarsi si dice che ha una foria. Se l'occhio si sposta verso l'esterno avremo una exoforia, quando invece si sposta verso il naso avremo una esoforia.

Molte alterazioni della deglutizione e dell'occlusione danno forie o strabismi latenti, cioè dei segnali che i due occhi non riescono a lavorare insieme se non contraendosi in maniera anomala.

Spesso gli oculisti sottovalutano ipoconvergenze e forie attribuendogli poca importanza, invece molto spesso queste sono causa di fastidiose cefalee che spariscono una volta eliminata questa ipercontrazione dei muscoli oculari.

Anche la deglutizione scorretta ha un'influenza sull'occhio sia per quanto riguarda la visione che la convergenza, cioè la messa a fuoco binoculare.

Problemi di miopie (non vedere bene da lontano) e stanchezze oculari possono essere collegati a una deglutizione patologica.

Molto spesso, sia nei bambini che negli adulti, seguire un programma di esercizi miofunzionali per la lingua con l'aiuto di un logopedista contribuisce a migliorare la mobilità e la coordinazione oculare, con miglioramento anche delle miopie.

A cosa è dovuto tutto questo? La risposta è che il mascellare superiore, oltre a formare il palato, è anche il pavimento della cavità orbitaria. Ove abbiamo un palato stretto da un lato avremo anche un occhio, cioè un'orbita più stretta. L'occhio sarà costretto ad adattarsi a una scatola ossea più stretta e tenderà a deformare la sua sfericità, dando così origine alla miopia o alla presbiopia (non vedere oggetti da vicino). Anche i muscoli cresceranno asimmetrici e compressi e presenteranno delle difficoltà di funzionamento, poiché perdono l'equilibrio reciproco che è fondamentale per avere una visione con due occhi senza sforzo.

Un altro test molto importante che eseguiamo di routine nella visita posturale è *la ricerca dell'occhio dominante,* che generalmente nel destrimane è l'occhio destro. Possiamo fare un piccolo esercizio per vedere qual è il nostro occhio dominante, mettendo le mani tese di fronte a noi a formare un piccolo triangolo con i pollici e gli indici e fissando un oggetto posto lontano con tutti e due gli occhi.

Chiudiamo adesso prima un occhio e poi l'altro e noteremo che con un occhio l'oggetto sarà centrato, con l'altro occhio invece no. L'occhio dominante sarà quello che vede anche da solo in perfetta centratura ed è quello con cui scattiamo le fotografie, prendiamo la mira, leggiamo, mentre l'altro occhio controlla i movimenti più fini.

I problemi sorgono quando ad esempio una ipoconvergenza si manifesta sull'occhio dominante. In questo caso l'intero sistema della visione tenderà a squilibrarsi.

Fortunatamente con l'aiuto di un buon ortottista (che è il professionista equivalente per l'occhio al logopedista per la lingua) e facendo degli esercizi è possibile risolvere queste problematiche che sono alla base di molti squilibri posturali.

Un ultimo cenno sulla cattiva equilibratura e centratura degli occhiali e l'astigmatismo, spiegando quali sono i loro effetti sulla postura.

Mi capita spesso di vedere pazienti che indossano male gli occhiali, o troppo bassi sul naso o regolati male ed eccessivamente inclinati da un lato o dall'altro.

Definiamo *astigmatismo* invece un difetto visivo caratterizzato dalla incapacità di mettere a fuoco contemporaneamente le due braccia di una croce. Il soggetto astigmatico quindi vedrà meglio le linee verticali o orizzontali della croce.

A livello posturale un occhiale inclinato o un astigmatismo non corretto con gli occhiali comporteranno molto spesso un'inclinazione della testa sul piano frontale.

Quando un occhio non vede bene il nostro sistema posturale fa ruotare impercettibilmente la testa dalla parte opposta. Quindi quando abbiamo un problema all'occhio sinistro questo piccolo movimento attiva in maniera anomala le catene posturali, facendo ruotare di poco la testa e di conseguenza la mandibola verso destra, con rumori articolari da questo lato quando apriamo e chiudiamo la bocca. A lungo andare l'adattamento che verrà a crearsi influirà sulle spalle e sul bacino, che si inclineranno, e infine sul piede "tampone finale del sistema posturale", che si adatterà torcendosi verso l'esterno o verso l'interno (valgismo e varismo del piede) per garantire un appoggio simmetrico sui due piedi con una ripartizione dei carichi equilibrata.

Abbiamo visto che un disturbo occlusale, un granuloma dentario, un precontatto dentale possono provocare un difetto di convergenza oculare intervenendo sulla motricità degli occhi.

Ma quali sono i sintomi che ci fanno sospettare un coinvolgimento dell'occhio a livello posturale?

Questi pazienti lamentano spesso fastidiose cefalee ad insorgenza tipicamente serale tipo emicrania, accompagnate da senso di fastidio provocato dalla luce, occhi arrossati con lacrimazione e vertigini che spesso migliorano sdraiandosi al buio. Talora gli adulti riferiscono paura nel guidare l'automobile, specie di sera o di notte, o tendenza ad addormentarsi davanti alla televisione. Si tratta sovente di persone anziane che urtano spesso, si infortunano frequentemente o si impigliano nelle maniglie coi vestiti. Nei ragazzi invece una disattenzione scolastica, una difficoltà di concentrazione, un cattivo rendimento nello sport o distorsioni frequenti possono essere una spia di un malfunzionamento oculare.

E le orecchie c'entrano qualcosa con la postura?
Una parte interna dell'orecchio è il sistema vestibolare. Il sistema vestibolare è fondamentale nella postura della persona, è strettamente legato ai muscoli oculari, ai muscoli del collo, al muscolo trapezio, al muscolo sternocleidomastoideo e fino al muscolo soleo, posto nella gamba.

È risaputo che con l'orecchio destro ascoltiamo i discorsi e li comprendiamo, mentre quello sinistro è l'orecchio emozionale, una specie di sesto senso che ci fa comprendere le sfumature psicologiche dei discorsi. È facile pensare che una persona che sente meno da un orecchio ruota la testa dal lato in cui ci sente di più e questo contribuisce dal punto di visita posturale alla formazione di rotazioni e torsioni del capo a volte inspiegabili. Utile, nei casi di cui abbiamo già parlato di cefalea, vertigini o ronzii, una visita completa dall'otorinolaringoiatra con esame audiometrico che evidenzierà eventuali sordità fino a quel momento sconosciute.

In caso di ronzii o vertigini viene richiesta una visita specialistica ORL. L'otorinolaringoiatra stabilirà se la patologia è vestibolare oppure di pertinenza cervicale, o ancora dell'apparato orale.

Molti non sanno però che alcuni problemi all'orecchio, come il *tinnitus* degli adulti, possono dipendere dall'articolazione della mandibola.

Il *tinnitus* o acufene è la percezione di un suono nella testa o nelle orecchie che non è reale perché solo chi lo avverte lo può sentire. Può essere un ronzio, un fischio, un rumore di fondo, un suono più o meno costante. Di sicuro costituisce un problema per chi ne soffre perché la sua presenza costante può portare la persona che ne soffre all'esasperazione.

Le cause più comuni del *tinnitus* sono un suono molto forte che ha generato un trauma acustico, un tappo di cerume, lo stress, la pressione alta.

Molti però non sanno che il *tinnitus*, purtroppo tanto di moda oggi, può dipendere da un versamento, cioè da una raccolta di liquido, a livello dell'articolazione mandibolare (Atm) causato da un arretramento della mandibola.

In certi casi è possibile ridurre qusto versamento e di conseguenza il ronzio, portando la mandibola in avanti nella sua posizione naturale con un bite, cioè un apparecchio ortodontico costituito da una placca che s'interpone tra le due arcate e in grado di riposizionare la mandibola. Portando in avanti la mandibola il menisco può ritornare alla normalità, il versamento si riduce e il ronzio può attenuarsi o sparire. Esistono diversi stadi di patologia progressiva del condilo, cioè di patologia a carico dell'articolazione della mandibola.

Il primo stadio è solamente tensivo, quindi di carattere funzionale, il secondo di sovraccarico articolare, mentre il terzo è di vera e propria patologia. Abbiamo visto che normalmente un menisco s'interpone tra i due capi dell'articolazione della mandibola e nei movimenti di apertura e chiusura della bocca scorre avanti e indietro. Quando cominciano i primi disturbi il menisco può lacerarsi, avere delle difficoltà di scorrimento, fino a rimanere bloccato e dislocato nella parte anteriore dell'articolazione e non riuscire a tornare più indietro.

In questo modo avremo che i due capi ossei sfregolano tra loro non avendo più in mezzo il menisco che fa da cuscinetto fra le due articolazioni. Avremo dei rumori ben evidenti aprendo e chiudendo la bocca che inizialmente saranno dei click, fino ad arrivare a dei veri e propri rumori aprendo e chiudendo e durante la masticazione.

La dislocazione in avanti del disco senza ricattura durante l'apertura della bocca, ciò che avviene quando il disco non torna più indietro durante i movimenti di apertura e chiusura, comporta sempre dolore e infiammazione con versamento articolare di liquido che è sempre visibile alla risonanza magnetica dell'atm, che rappresenta l'esame di elezione in questo tipo di patologie.

Possiamo arrivare anche al cosiddetto "locking", cioè al paziente che non riesce più ad aprire la bocca perché il condilo si è bloccato. I casi più avanzati sono quelli in cui l'articolazione va incontro ad una vera e propria artrosi degenerativa dei capi articolari.

In questo capitolo abbiamo cercato di spiegare come occhio, orecchio e bocca possano influenzare la nostra postura senza rendercene conto.

Abbiamo capito che un'occlusione sbilanciata può determinare uno spostamento della testa in avanti o di lato e che questo spostamento può creare problemi anche alla visione, perché se si contraggono i muscoli del collo il capo si estende e l'occhio deve compensare questo cambiamento, modificando la visione.

Allo stesso modo, se la testa s'inclina di lato oppure siamo ruotati verso destra o sinistra, gli occhi sono obbligati a compensare sforzando la muscolatura intrinseca dell'occhio.

Quindi una mandibola deviata va a influire anche sui muscoli dell'occhio, che devono compensare la testa inclinata e ruotata, ruotandola ulteriormente.

Abbiamo spiegato anche come un fastidioso *tinnitus* all'orecchio possa essere causato da un versamento all'articolazione della mandibola che curato nella giusta maniera potrà risolversi.

Non smettere con la lettura perché nel prossimo capitolo scoprirai come possiamo oggettivare la tua postura, misurando con uno strumento chiamato "pedana stabilometrica" l'appoggio dei piedi al suolo, valutando in contemporanea l'influenza dell'occhio, della bocca e degli altri recettori sul nostro baricentro corporeo.

Capitolo 15:

Come misurare la nostra postura con la pedana stabilometrica

Prima di parlare della pedana stabilometrica, che è il mezzo che ci permette di misurare la nostra posizione nello spazio in maniera scientifica, dobbiamo fare una piccola introduzione su quelli che sono i principali meccanismi biomeccanici che regolano la nostra postura.

Abbiamo accennato come il nostro corpo sia costituito da catene muscolari che partono dai piedi e raggiungono le articolazioni della bocca. Alcune sono catene dirette, altre sono catene crociate. Per esempio alcune catene crociate partono dal bacino di destra fino all'articolazione della mandibola di sinistra e viceversa. Queste catene stabilizzano il corpo lateralmente. Invece le catene muscolari dirette anteriori e posteriori stabilizzano il corpo in avanti e posteriormente.

Quando una di queste catene non è più stabile il corpo si sposta dalla parte opposta. Ecco perché può succedere che una storta trascurata alla caviglia può causare a lungo andare dei disturbi all'articolazione della mandibola aprendo e chiudendo la bocca, dal lato opposto.

Viceversa, un problema all'articolazione della mandibola da un lato potrà causare un'instabilità della caviglia dal lato opposto con maggior facilità a procurarsi una distorsione.

È ormai risaputo che quando un problema parte dal cranio, dalla bocca, dagli occhi, dalle orecchie e attraverso le catene raggiunge gli arti inferiori si definisce problema discendente, quando parte dal basso in una zona qualsiasi del corpo come i piedi, le gambe, il bacino, la colonna vertebrale viene definito problema ascendente.

Si parla di problemi misti quando ci sono sia problemi discendenti che ascendenti e si tratta dei quadri clinici più frequenti.

I problemi sorgono quando lungo il percorso delle catene ci sono in qualche punto dei blocchi che mandano in tilt tutto il sistema. Abbiamo già parlato dell'osso ioide nel capitolo dedicato alla lingua. È opinione comune in letteratura che questo piccolo osso posto al centro del collo, che altro non è che il pomo d'Adamo, cioè quella piccola sporgenza cartilaginea a forma di ferro di cavallo che abbiamo nella parte anteriore del collo, sia il centro del controllo della postura.

L'espressione pomo d'Adamo deriva da una leggenda in cui si narra che ad Adamo sarebbe rimasto incastrato in gola un pezzo del frutto proibito che aveva mangiato. Il pomo d'Adamo si sposta verso l'alto quando deglutiamo e corrisponde anche alla prominenza della laringe.

L'osso ioide del collo viene considerato da molti il centro di controllo della postura perche è l'unico osso del corpo ad essere sospeso e collegato tramite i muscoli e le fasce alle prime due vertebre cervicali, al cranio, alla mandibola, alle scapole e alle clavicole.

Le prime due vertebre cervicali, chiamate C1 e C2, sono molto importanti perché possono essere considerate una estensione del cranio e sono spesso implicate nei colpi di frusta che si verificano sempre, per esempio dopo un tamponamento in automobile.

L'osso ioide viene definito da molti autori anche il "giroscopio del corpo" perchè informa in qualsiasi momento il cervello di ogni spostamento che avviene nel corpo.

Se la bocca non è in asse l'osso ioide, che è in pratica l'osso della lingua perché posto alla sua radice, si scentra e scompensa così tutto il corpo, attraverso le catene e le fasce muscolari.

La particolarità dell'osso ioide è che è l'unico osso del corpo umano che non si articola con un altro osso, ma rappresenta un vero e proprio crocevia di moltissimi muscoli legati anche alla deglutizione, che ancora una volta, se scompensata, può determinare l'insorgere di patologie posturali dovute alle assimmetrie muscolari.

Per analizzare la postura la bravura del clinico è un mezzo fondamentale, quindi l'occhio clinico più allenato, del medico più esperto, farà la differenza durante una visita posturale. Ma altrettanto importante è oggettivare i risultati ottenuti con la visita, per poterli documentare con un referto che ci dia informazioni scritte controllabili e confrontabili a distanza di tempo. Tutto questo si può ottenere ricorrendo alla pedana stabilometrica, che possiamo definire molto semplicemente come una piastra collegata a un computer in grado di misurare con dei sensori sensibili sotto i piedi il carico del corpo.

Quando abbiamo un problema al cuore facciamo un elettrocardiogramma, che è un esame che registra l'attività elettrica del nostro muscolo cardiaco. Allo stesso modo l'esame con la pedana stabilometrica misurerà l'attività muscolare della nostra postura cioè del nostro modo di stare in piedi. Fare una pedana sarà come fare una radiografia del nostro assetto posturale e questo esame ci darà molte informazioni che, correttamente diagnosticate da un clinico esperto, saranno di estrema utilità nel percorso terapeutico e clinico del paziente.

Con la pedana è possibile eseguire esami in statica, cioè da fermi, e in dinamica, cioè col soggetto in movimento, visualizzando per esempio l'analisi di ogni singolo passo.

Con la pedana riusciamo inoltre a controllare la distribuzione del peso del corpo, ad esempio se appoggiamo di più il peso sul piede destro o sul piede sinistro.

Le pedane più sofisticate separano i due piedi, rendendoli indipendenti, e dividono il piede addirittura in due parti, la zona anteriore e quella posteriore.

In questo modo riusciamo a capire se il soggetto per esempio appoggia di più il peso sul tallone del piede destro o sull'avampiede sinistro. Non è raro trovare differenze di qualche chilo di appoggio tra i due piedi o addirittura tra i due talloni. Prova a immaginare una differenza di carico di 4 o 5 kg su un piede rispetto all'altro cosa possa comportare a lungo termine in termini di contratture dolorose o sindromi posturali a livello del bacino e in definitiva sulla nostra povera schiena, che comincerà a dare segnali di allarme con dolori e blocchi.

Con la pedana riusciamo a individuare il centro di pressione a terra del corpo, dove si trova, se è spostato in avanti, indietro oppure se sono presenti delle deviazioni verso destra o a sinistra o delle torsioni.

Gli spostamenti del centro di pressione verso destra o verso sinistra sono all'ordine del giorno nei problemi della bocca che riguardano per esempio un morso crociato o la mancanza di qualche dente solo da un lato.

Ma soprattutto con la pedana, riusciamo a misurare il lavoro necessario a mantenere l'equilibrio corporeo, visto che la miglior postura è quella che si esprime con il massimo equilibrio e il minimo lavoro muscolare, cioè il massimo risparmio energetico.

Con la pedana siamo in grado di misurare degli indici specifici di stress muscolare, cioè il lavoro fatto dal nostro corpo per mantenere delle posture scorrette che consumano molta energia che viene quindi sprecata.

Gli esami sulla pedana vengono eseguiti a occhi aperti e a occhi chiusi, poi con dei rulli di cotone tra i denti per valutare l'azione separata degli occhi e della bocca sulla postura. È così possibile valutare l'effetto di un apparecchio ortodontico, di un bite o di una protesi in bocca misurandola con la pedana.

Le pedane dinamiche ci permettono di valutare il passo, cioè analizzare le forze e i modi in cui i piedi appoggiano al suolo.

L'esame stabilometrico quindi ci permette di oggettivare la nostra visita clinica, farci fare una diagnosi più precisa, ma soprattutto è un esame ripetibile e confrontabile con esami successivi.

Inoltre, la pedana dinamica fatta su un particolare piano basculante ci permette di controllare rispetto all'esame statico immediatamente il risultato delle terapie che eseguiamo, permettendoci di correggerle nella stessa seduta.

Potremo così fare una pedana dinamica con o senza occhiali, per valutare la loro incidenza sulla postura, con o senza un bite o un apparecchio ortodontico per valutarne gli effetti, con o senza dei plantari in uso per valutarne l'efficacia, oppure testare delle calzature che il paziente utilizza.

Le pedane stabilometriche di ultima generazione consentono di valutare una serie di parametri e di confrontare in automatico due tracciati stabilometrici consecutivi per studiare l'effetto dei vari recettori sulla postura.

L'esame standard prevede una prima registrazione a occhi aperti e una seconda a occhi chiusi per poter confrontare in che modo gli occhi influenzano la postura.

Non è raro trovare uno spostamento del baricentro (centro di pressione) da un lato a occhi aperti con una ripartizione asimmetrica dei carichi sui due piedi, per esempio del 53% a destra, che ad occhi chiusi ritorna normale ricentrandosi perfettamente al 50%. In questo caso possiamo dire che la postura è migliore chiudendo gli occhi e quindi l'occhio è un elemento di disturbo sull'equilibrio posturale.

Ovviamente tutto ciò dovrà essere confortato dall'esame clinico, che confermerà o meno questi dati.

L'esame con la pedana è sempre preceduto dall'esame con il *podoscopio,* che è un piano trasparente con una luce che proviene lateralmente in modo da poter evidenziare l'impronta anatomica del piede. La diagnosi classica sarà di piede normale piatto o cavo rispettivamente con retropiede che cade verso l'interno (valgo) o verso l'esterno (varo). Questo esame è generalmente corredato da una serie di fotografie della postura del soggetto prese di fronte, di retro, lateralmente e dall'alto.

Le fotografie di fronte potranno evidenziare delle bascule di spalle e/o di bacino, cioè una spalla o un bacino più basso da un lato o addirittura con inclinazioni contrapposte.

Le foto laterali potranno evidenziare una testa troppo spostata in avanti, o delle spalle non allineate col bacino che determineranno un piano scapolare anteriore o posteriore.

Le fotografie prese posteriormente potranno confermare la diversa altezza delle spalle o delle braccia rispetto a quelle scattate frontalmente.

Le foto prese dall'alto potranno evidenziare delle rotazioni delle spalle rispetto al bacino verso destra o sinistra o magari delle spalle a sinistra e del bacino a destra. Ritengo molto utile per scattare le foto posturali servirsi di un sistema fotografico fisso e senza distorsioni, calibrato e allineato sulla persona in modo da poter ripetere le stesse fotografie sovrapponendole alla visita successiva. Questo sistema computerizzato ci permette di sovrapporre una griglia per analizzare le linee posturali e soprattutto di poter tracciare i piani che ci servono per studiare la postura, come la linea che unisce le due pupille, le due spalle e il bacino. Personalmente utilizzo tale sistema fotografico della postura durante le visite, oltre a un *podoscopio laser* di ultima generazione col quale riusciamo a tracciare delle verticali molto precise sulla linea piede-ginocchio-bacino che ci permettono di vedere finemente ogni spostamento degli assi corporei o slivellamento delle linee di riferimento, oltre che di documentare tali spostamenti nelle visite sucessive.

La cosa più incredibile, e che non avrei mai pensato di poter fare anche solo dieci anni fa, è progettare attraverso il podoscopio delle solette propriocettive con il computer. Si tratta di un progetto computerizzato nel quale possiamo inserire diversi supporti propriocettivi specifici per ciascun paziente, correggendo così un piede valgo o varo o con altre problematiche.

La cosa incredibile è che possiamo testare l'azione di questi spessori posti sotto i piedi in tempo reale sulla postura analizzando le variazioni direttamente sul podoscopio laser, controllando per esempio gli aggiustamenti in senso migliorativo del bacino e successivamente sulla pedana dinamica.

Per maggior chiarezza sull'argomento pedane dobbiamo capire bene come ultima cosa le differenze tra pedane baropodometriche e pedane stabilometriche soprattutto per non creare confusione tra i due tipi di registrazione.

Le prime si possono considerare al pari di un podoscopio elettronico, cioè ci permettono di analizzare le aree in cui appoggiano i piedi al suolo. Ci mostreranno quindi se i piedi sono piatti piuttosto che cavi o le zone in cui ci sono dei sovraccarichi, cioè degli eccessi di appoggio plantare.

Molto utile è eseguire sempre il test in monopodalico, cioè l'esame in equilibrio su un solo piede, che ci permette di valutare dinamicamente se il retro del piede si adatta in valgo, cioè cade verso l'interno, o in varo, cioè cade verso l'esterno.

Le pedane stabilometriche hanno un software sofisticato perché registrano le oscillazioni che il corpo fa per mantenere l'equilibrio mentre sta in piedi.

Stare in piedi immobile per 51 secondi (che è il tempo di acquisizione standard della pedana) richiede un lavoro muscolare che determina delle oscillazioni date dalla contrazione ritmica dei muscoli deputati al controllo della postura attraverso le famose catene muscolari di cui abbiamo parlato precedentemente.

Questi movimenti muscolari causano uno spostamento del centro di pressione che in condizioni normali oscilla entro una piccola area a forma di ellisse grande circa 1 centimetro quadrato.

La pedana stabilometrica registra questi piccoli movimenti e calcola la velocità, la direzione delle oscillazioni e il percorso fatto nel tempo.

L'elaborazione computerizzata di tali parametri eseguita dalla pedana ci permette di valutare tutte le componenti visive, nervose e recettoriali del corpo che collaborano a mantenerlo in equilibrio, dandoci delle informazioni sulla loro funzionalità.

Un esempio pratico è che la pedana può essere di grande utilità, ad esempio, nell'atleta per migliorare le prestazioni sportive o per testare dei materiali.

Ho seguito personalmente degli sciatori professionisti con i quali abbiamo calibrato la postura andando a lavorare in primo luogo sul riequilibrio del sistema oculare. Infatti, il loro allenatore aveva notato che eseguivano meglio le curve sugli sci da un lato rispetto all'altro.

Una rotazione delle spalle a partenza dalla bocca, o una torsione del bacino supportata da un appoggio dei piedi non corretto, porterà a uno sbilanciamento del baricentro e a una perdita della centralità, requisito fondamentale per una buona performance tra i pali durante le gare di sci.

Abbiamo visto, parlando dell'occhio, come un deficit di convergenza su un occhio possa dare problemi posturali. Immaginiamoci come in uno sciatore professionista che deve affrontare un tracciato di slalom gigante l'occhio ipoconvergente darà delle informazioni sulla distanza tra le porte completamente alterata, e l'atleta tenderà a fare meglio le curve da un lato piuttosto che dall'altro o ad anticiparle in maniera diversa, poiché l'occhio ipoconvergente gli darà delle informazioni sbagliate sulla distanza dei pali tra loro.

Esercizi di correzione dell'ipoconvergenza, sia nella breve che nella lunga distanza, oltre a un lavoro fine sul sistema oculare, hanno portato in questi atleti a un miglioramento delle prestazioni dello slalom.

Succesivamente il lavoro è proseguito con la regolazione dell'occlusione con l'utilizzo di un bite di rilasciamento che favorisse lo scarico delle tensioni a livello dell'apparato masticatorio e quindi il riequilibrio dell'occlusione.

Il lavoro più faticoso è stato misurare in stabilometria con gli scarponi da sci per valutare che l'appoggio dei piedi a terra fosse bilanciato. Abbiamo lavorato assieme sui materiali limando le parti in plastica dello scarpone, con l'aiuto di uno skiman, fino ad ottenere un appoggio simmetrico dei due piedi a terra. Sono state utilizzate anche solette propriocettive su misura per il riequilibrio delle piante dei piedi.

Il nostro lavoro è stato poi sucessivamente premiato poiché le performance nello slalom sono migliorate, con notevole soddisfazione dei ragazzi che hanno risolto il loro problema principale, cioè rendere perfettamente simmetriche le loro curve sugli sci da entrambi i lati e recuperare centesimi preziosi nello slalom.

Nel campo delle patologie generali invece l'uso della pedana può contribuire al monitoraggio di terapie riabilitative dopo traumi o nella rieducazione motoria dopo le operazioni di protesi al ginocchio o all'anca.

Con la pedana stabilometrica è possibile registrare per esempio alcune frequenze indicative di una tensione lombare, o controllare la capacità di mantenere l'equilibrio a occhi chiusi. Il test di Romberg che eseguiamo nella visita posturale misura proprio questa capacità di mantenere l'equilibrio.

Molti soggetti per esempio basano tutto il loro equilibrio sulla vista e questo si può oggettivare bene sulla pedana.

La pedana ci permetterà attraverso il confronto di due tracciati di calcolare in quale dei due il soggetto in questione è più in equilibrio. Come abbiamo già visto, se nel tracciato ad occhi chiusi il soggetto è più in equilibrio significa che gli occhi hanno un effetto destabilizzante sulla postura. In pratica le informazioni sensoriali che arrivano al cervello dagli altri recettori del corpo sono migliori e il cervello riesce a controllare meglio l'equilibrio senza l'aiuto degli occhi.

E quando mancano uno o più denti? In questo caso eseguiamo una prima registrazione stabilometrica per fissare un punto di partenza, sucessivamente mettiamo dei denti provvisori in bocca, dei rulli o degli spessori, per fare le prove con ulteriori registrazioni di come si comporta la postura ripristinando una masticazione normale. È incredibile come dopo pochi secondi di adattamento in una buona percentuale dei casi si assista ad una correzione degli appoggi, delle bascule e delle rotazioni a partire dalla testa fino ai piedi, segno in questo caso che il problema ha origine dalla bocca.

Starà poi al clinico la decisione sulla riabilitazione odontoiatrica finale in accordo anche con le aspettative del paziente di natura ortodontica, protesica o gnatologica.

Con questo sistema possiamo così valutare attraverso la pedana l'effetto sulla postura di plantari, di occhiali, di bite confrontando i vari tracciati.

Concludendo possiamo dire che una moderna visita posturale prevede anche l'uso di nuove tecnologie in grado di oggettivare e documentare tale visita al fine di poter ricalibrare la postura dell'individuo e poterla monitorare confrontandola nel tempo.

Nel prossimo capitolo continueremo il discorso sull'appoggio dei piedi a terra, analizzando i diversi tipi di piede e le loro correlazioni con la postura del soggetto, ma soprattutto come i diversi tipi di calzature possano creare degli squilibri di appoggio dei piedi a terra.

Capitolo 16:
Bocca, piedi, scarpe e sport

Abbiamo visto che la bocca, la lingua e i denti influiscono sulla posizione del collo, delle spalle, del bacino e indirettamente sull'appoggio dei piedi a terra.

Possiamo paragonare la pianta del piede a un sensore di pressione che ci dice in qualsiasi momento quale parte del piede sta appoggiando per terra, e quali muscoli far funzionare attraverso le catene muscolari di cui abbiamo già parlato per far sì che il corpo non cada per terra.

La dinamica dei movimenti che eseguiamo tutti i giorni con i nostri piedi è molto complessa. Per semplificare il tutto, possiamo considerare i piedi come due strutture superplastiche che usano la tensione dei tendini per poter camminare e dare la spinta giusta per muovere un passo dopo l'altro.

I muscoli sotto la pianta del piede servono per mantenere tutta la struttura in tensione. Se questi muscoli sono deficitari non avremo una buona spinta per fare il passo, il piede diventa lasso e si appiattisce così come le catene muscolari ascendenti ad esso collegate. Chiamiamo questo tipo di piede *piede piatto.*

La postura del piede piatto valgo è tipica perché si propaga dal basso verso l'alto provocando una rotazione interna della gamba e della coscia, un aumento della lordosi lombare fisiologica, con aumento compensatorio della cifosi dorsale che causa un piano scapolare posteriore, con conseguente iperlordosi cervicale e cervicalgia.

L'aumento della curva a livello lombare genererà tensioni muscolari anomale a questo livello, con comparsa di rigidità e successiva lombalgia.

Quando la tensione invece è in eccesso il piede diventa rigido e anche le catene muscolari sono più tese: avremo così il *piede cavo. Anche la postura del piede cavo varo è tipica* perché la caduta verso l'esterno del piede trascina tutta la gamba e la coscia in rotazione esterna, con conseguenze posturali opposte a quelle del piede piatto. Avremo un posizionamento verso l'esterno delle rotule con aumento di pressione sulla parte esterna del ginocchio, rotazione esterna del femore con diminuzione della normale lordosi lombare e quindi formazione di un dorso piatto.

I soggetti con piede varo manifesteranno quindi per primi disturbi a livello del ginocchio esternamente e poi al dorso.

Vengono invece definiti "disarmonici" due piedi con caratteristiche opposte, cioè valgo da un lato e varo dall'altro.

Le conseguenze saranno torsioni a livello del bacino e rotazioni delle ginocchia, che nel caso più classico si troveranno in posizione di curva da sci, cioè in "spigolo" esterno dal lato del varo e interno dal lato del valgo.

Quello che ci interessa di più è che gli squilibri del piede possono essere discendenti, cioè dipendere da squilibri della bocca o degli occhi.

La cosa che più mi affascina del codice bocca-postura è che dopo tanti anni di esperienza posso guardare la bocca di una persona anche da lontano e indovinare già come avrà i piedi. Viceversa, posso capire da come un soggetto cammina che tipo di malocclusione presenterà in bocca.

Non sempre però la forma del piede - piatto, cavo o normale - corrisponde alla sua funzione, cioè a come cammina. Magari un piede piatto nella camminata si comporta come un piede cavo e viceversa.

La cosa incredibile è che spesso riusciamo a modificare la camminata di un paziente solo mettendo dei rulli di cotone in bocca, modificando così l'occlusione, facendo appoggiare la lingua allo spot palatino o facendo fare degli esercizi per l'occhio.

Due parole sulla prevenzione non possono mancare.

Oggi i bambini non giocano più all'aria aperta e passano ore davanti alla Playstation. È opinione di molti allenatori sportivi che oggi gli adolescenti siano molto più goffi di una volta. Questo succede per svariati motivi a partire da quando da piccoli li obblighiamo a portare sempre le scarpe fin dalla culla, senza mai invitarli a camminare scalzi, che è il miglior esercizio per lo sviluppo dei muscoli della volta del piede e quindi importantissimo nella prevenzione del piede piatto.

In secondo luogo, fin da piccoli va privilegiata la prova di molti sport e non di uno solo, per estendere al massimo la palestra di esercizi individuali che il bambino memorizzerà nel cervello e che gli resterà per tutta la vita.

Quindi non solo giocare a calcio, con gesti ripetitivi, ma anche la corsa, il nuoto e quanti più sport è possibile fare anche solo per provare, ma che serviranno ad allargare le esperienze motorie che verranno poi conservate per tutta la vita nel cervello.

Per finire parliamo delle scarpe degli adulti, che spesso vengono scelte - specialmente dalle signore - solo in base alla moda. È chiaro che il tacco dodici per una serata in discoteca non si nega a nessuna, ma non deve diventare una calzatura abituale.

Il tacco alto favorisce lo spostamento del baricentro dal tallone alla parte anteriore dei piedi sui metatarsi, che in questo modo vengono a sopportare un carico fino all'80% del peso corporeo. L'inclinazione del corpo data dai tacchi può variare da una decina di gradi per un tacco di 2 cm fino ai venticinque gradi per tacchi di 10 cm e oltre!

Le signore sanno bene che con i tacchi acquistano fascino perché fondamentalmente l'inclinazione le costringe ad una correzione della postura per stare dritte che consiste nello stare col "petto in fuori e sedere in fuori". Questa è senz'altro una postura che esalta le forme femminili e per questo è molto gradita non solo alle signore ma anche ai signori maschi, ma purtroppo il sedere in fuori aumenterà ancora di più la curva a livello lombare.

Nei soggetti con le spalle curve l'effetto dei tacchi sarà invece quello di incurvarli ancora di più. Tutta la colonna e i dischi intervertebrali saranno sottoposti a sforzi che col tempo si trasformeranno in dolori, ernia al disco e successiva artrosi.

Le conseguenze di scarpe inadatte o troppo piccole sono deleterie non solo per la colonna ma anche per i nostri poveri piedi. In primo luogo *l'alluce valgo,* cioè il primo dito del piede storto verso l'esterno, che si deformerà sempre di più col passare degli anni, fino ad arrivare alla necessità di doverlo operare chirurgicamente. Avremo poi dolori sotto la pianta del piede spesso a livello del terzo dito chiamate metatarsalgie, oppure dita piegate a martello causate da scarpe troppo strette, o troppo piccole, che costringono il piede in una posizione forzata.

Molte signore mi riferiscono che hanno la necessità di andare spesso dal callista per rimuovere fastidiosi calli e duroni ai piedi. La comparsa di calli ai piedi deve essere sempre intesa come una spia di un cattivo appoggio o di una calzatura inadatta. In questi casi continuare a curare i calli è come continuare a rifornire di benzina un serbatoio bucato senza pensare prima di aggiustarlo.

I calli sono solo un sintomo, una spia di un qualcosa che non funziona nel piede e che va analizzato più in profondità rivolgendosi ad uno specialista del settore.

Abbiamo visto, parlando del piede, che sotto la pianta abbiamo dei sensori che mandano stimoli a tutto il corpo, informandolo della posizione in ogni momento. Gli osteopati e i podologi sanno perfettamente che la pianta del piede può essere intesa come una carta geografica dell'intero organismo.

Così che a livello del tallone sono rappresentate per esempio le aree della colonna vertebrale a partire dalla quinta vertebra lombare, sulla parte interna del piede invece troviamo i muscoli del tronco come il trapezio, sulla parte anteriore sono rappresentati invece i muscoli del collo come lo sternocleidomastoideo.

Ecco allora che basandoci su questi principi, come abbiamo accennato nel capitolo dedicato alla pedana, possiamo costruire su misura delle solette chiamate propriocettive, cioè che sfruttano la stimolazione di punti specifici che attivano i muscoli collegati.

L'uso di solette propriocettive di stimolazione attiva le catene posturali fin dalla loro origine sotto il piede, andando a modificare così la postura di tutto il corpo partendo dai piedi e arrivando fino alla bocca.

Gli stimoli indotti dalle solette propriocettive personalizzate devranno essere delicati e con spessori sottili inseriti sotto le aree appropriate della pianta del piede per correggere un valgismo, un varismo, un piano scapolare troppo anteriorizzato, o viceversa che tende alla posteriorità giocando su fini equilibri di ricentratura antero-posteriore.

Riequilibrando la postura in questo modo la posturologia si propone di curare non "il sintomo dolore alla schiena" ma la causa che l'ha creato dopo averla ricercata e trovata per esempio in un appoggio plantare sbagliato.

I numerosi pazienti che hanno provato queste terapie di riprogrammazione posturale confermano la validità del metodo tutti i giorni con la scomparsa di dolori che spesso li affliggevano da anni.

Nel prossimo e ultimo capitolo cercheremo di rivedere i concetti principali del codice bocca postura che abbiamo visto fino a qui facendo un piccolo ripasso.

Non perderti pertanto gli ultimi segreti che ho da dirti sulla bocca e la postura!

Capitolo 17:

Segreti su bocca e postura

Abbiamo visto come la bocca può influire sulla nostra postura con diversi meccanismi. A conclusione di tutto quello che abbiamo cercato di trasmettere al lettore in queste poche pagine rispetto alla vastità dell'argomento "postura", cerchiamo ora di ricapitolare brevemente i principali segreti su bocca e postura.

Segreti sulla lingua

La lingua è un organo muscolare che regola la postura. È anche un organo fondamentale per la corretta respirazione, perché attraverso le catene muscolari collega il sistema respiratorio alla mandibola e al cranio. La lingua è inoltre un complesso sistema di sollevamento di strutture mobili che sono ancorate al cranio come l'osso ioide, i bronchi e la trachea.

La lingua tende a riempire tutto lo spazio che ha a disposizione, pertanto se manca qualche dente subito va a riempire lo spazio rimasto vuoto. Questo determina una torsione sull'osso ioide e sui muscoli delle spalle che causa una deviazione posturale.

Una eccessiva spinta della lingua può causare una spinta dei denti verso l'esterno, e viceversa una mancata spinta determina un'inclinazione dei denti verso l'interno della bocca.

La posizione della lingua è quindi la chiave per mantenere sia i denti allineati che una buona postura.

Disfunzioni della lingua

Le disfunzioni linguali causano il morso aperto che può essere provocato dalla spinta della lingua sui denti, dall'uso prolungato del ciuccio, dal succhiamento del dito, dalla morsicatura del labbro inferiore. Gli effetti sulla postura sono che la testa e le spalle sono anteriorizzate e curve, il centro di pressione è spostato in avanti con piano scapolare anteriore. La schiena ne risentirà poiché sulla parte più bassa graverà un maggior carico, con conseguente mal di schiena, dolore e rigidità lombare. Nei casi più gravi di anteriorità del baricentro potremo avere anche una pressione eccessiva sugli avampiedi, con dolori alle dita dei piedi e ai polpacci.

Mandibola deviata da un lato (morso crociato)

Può essere causato nell'adulto da un ponte o da un'otturazione troppo alta, che causa un precontatto con comparsa di sintomi dolorosi a livello dei muscoli della masticazione dal lato del cross. Ciò è dovuto al fatto che i muscoli da questo lato sono molto più attivi e nel tempo diventano più deboli e si "stancano". Il muscolo in pratica diventa fiacco perché è pieno di acido lattico dovuto all'eccesso di contrazioni non efficaci.

Il morso crociato dentario da un lato comporta sempre delle modificazioni della postura con slivellamento delle spalle, del bacino, e contrazioni muscolari dolorose delle spalle e della parte alta del torace posteriormente.

Contatti anomali sui denti anteriori

Il morso profondo o il muro anteriore nella II classe severa sposta indietro la mandibola causando rumori e dolori all'articolazione.

I principali effetti sulla postura sono lo spostamento della testa in avanti, che determina principalmente la contrazione dei muscoli del collo, con tensione muscolare, cefalea e talora formicolio alle braccia. Talora del liquido formatosi all'interno dell'articolazione della mandibola (versamento) può essere la causa inspiegabile del tinnitus, cioè di quel fastidioso fischio di cui molti pazienti si lamentano.

Mancanza di denti singoli

In questo caso la lingua s'interporrà lateralmente causando ancora una volta un iperattivazione dei muscoli del collo da quel lato e problemi alle spalle e al collo. Un'interposizione della lingua laterale comporta sempre uno squilibrio della spalla dallo stesso lato, che a lungo andare potrà diventare dolorante.

Mancanza di denti posteriori da ambo i lati o dentiere consumate e troppo basse nell'anziano

Avremo in questi casi dei contatti non corretti a livello dei denti posteriori, che determineranno uno slittamento in avanti della mandibola. Avremo in alcuni soggetti iperattivazione dei muscoli posteriori del collo con estensione della testa, in altri sbilanciamento della testa da un lato, a seconda del lato dove mancano i denti e delle dinamiche masticatorie individuali.

Protesi a ponte con corone estese a tutta l'arcata superiore

Queste protesi fisse, chiamate anche protesi circolari, uniscono tutti i denti e bloccano secondo gli osteopati il ritmico espandersi della sutura palatina che abbiamo in mezzo al palato, che a ogni respirazione si allarga e si restringe.

Il movimento cranico secondo l'osteopatia è simile a quello di una pompa, che se alterata crea immediatamente degli squilibri nell'organismo causando uno stato di stress o di depressione.

Questo meccanismo funziona da orologio biologico ed è in grado di influenzare tutti i ritmi in generale dell'organismo.

Quando questi movimenti ritmici si sfasano l'organismo in toto ne risente e il soggetto presenterà dei sintomi cosiddetti del "blocco cranico" ben noti agli osteopati.

Le cause più frequenti di questo blocco sono il bruxismo, cioè il serramento notturno o diurno dei denti, i traumi cranici e della colonna come i colpi di frusta a seguito di incidenti automobilistici.

Ugualmente gli splintaggi, cioè i bloccaggi eseguiti a mezzo di un filo di acciaio per stabilizzare i denti dopo le cure ortodontiche (spesso inevitabili per evitare la recidiva), e l'ortodonzia fissa possono causare questo tipo di problemi.

Nel caso dell'ortodonzia fissa, specialmente nell'adulto, fortunatamente il malessere è passeggero, cioè termina in una buona parte dei casi con la fine della cura ortodontica. In taluni casi invece si rende necessaria la sospensione della cura ortodontica o la rimozione dell'apparecchiatura fissa.

Nel caso invece di protesi circolari fisse in ceramica il problema può diventare importante visto che si tratta spesso di terapie che hanno comportato un notevole sacrificio biologico, oltre che di tempi di esecuzione delle cure molto lunghi. Risulta inoltre difficile convincere il paziente a rimuovere certi lavori estesi a tutta la bocca eseguiti recentemente e magari anche accettabili dal punto di vista estetico, ma non idonei dal punto di vista funzionale, poiché presentano precontatti e occlusioni sbagliate e causa di sindromi dolorose.

I sintomi generali del blocco cranico sono spesso insidiosi, a volte mal di testa persistenti, sinusiti ricorrenti o vertigini, debolezza muscolare generale, insonnia, depressione.

Un bravo osteopata, abituato a lavorare in squadra ed esperto di postura, è in grado di apprezzare una sutura bloccata, e un blocco della respirazione cranica causata da trazioni anomale esercitate dai muscoli masticatori diventati iperattivi a seguito di un errore di masticazione.

Spesso sarà il primo che indirizzerà il paziente da un dentista posturologo, poiché magari avrà notato che inserendo degli spessori tra i denti la respirazione migliora o si sblocca. Ecco che la figura dell'osteopata e la sua collaborazione col dentista diventano fondamentali nell'inquadramento generale del paziente posturale per svelare quindi i collegamenti segreti tra bocca e postura.

Abbiamo imparato dalla lettura di questo libro che vari recettori del corpo, bocca, denti, occhio, piedi, se squilibrati alterano la postura della persona, causando posizioni scorrette che nel tempo portano inevitabilmente a patologie dolorose.

Non ci stancheremo mai di ripetere che compito del medico e della medicina è curare la causa della malattia e non il sintomo. Quindi per capire *se il tuo mal di schiena possa dipendere dai denti* non è necessario continuare a prendere antidolorifici, spegnendo la sirena dell'allarme e facendo finta che non ci siano i ladri in casa, ma chiamare subito la polizia e quindi curare bene i denti, la malocclusione o la patologia, oculare o plantare, che ha creato il problema.

La posturologia è una disciplina di equipe che deve essere diretta da un medico in grado di coniugare le varie figure specialistiche (dentista, logopedista, fisioterapista, ortopedico, fisiatra, otorinolaringoiatra ecc.), ma soprattutto essere in grado alla fine delle varie visite specialistiche di riunire il filo logico del discorso eseguendo una diagnosi finale complessiva che tenga conto dei vari pareri espressi dai singoli specialisti.

Conclusione

Siamo giunti alle battute finali di questo libro. Per prima cosa non posso che ringraziarti col cuore per l'attenzione che hai dedicato a tutte queste pagine. Sarò felice se attraverso questo libro ti sono stato di aiuto per approfondire le tante tematiche in esso contenute, che spero tu utilizzerai riuscendo a metterle in pratica.

Spero che le poche informazioni contenute in questo libro possano essere state di aiuto al lettore incuriosito nello scoprire il "codice bocca-postura", ovvero il legame indissolubile che esiste tra la bocca e il nostro atteggiamento nello spazio, cioè la nostra postura.

Il mio intento è stato quello di offrire, cioè condividere, informazioni con tutte le persone interessate a scoprire ed eventualmente approfondire queste problematiche, che derivano dalla mia esperienza personale sul campo da molti anni.

Il libro ovviamente non contiene tutte le risposte e spero che susciti anche ulteriori dubbi che facciano da stimolo a seguire altre strade e altre letture su questi argomenti così affascinanti.

Se a qualche collega digiuno di postura la lettura di questo libro ha fatto da stimolo per seguire questa fantastica strada ne sono contento; il mio intento non era assolutamente quello di fare il professore, ma stimolare conoscenze in un campo bellissimo sconosciuto ancora a molti dentisti, nell'ottica di dare un trattamento sempre migliore al paziente.

Teniamoci comunque in contatto anche se hai finito la lettura del libro. Il modo migliore è, se non lo hai ancora fatto, registrarti sul mio sito www.dottmaini.it

Così facendo potrai guardare i miei video sull'argomento, ricevere i miei aggiornamenti e le risorse gratuite come gli ebook ed avere una serie di riferimenti per gli articoli del mio blog che trattano di bocca e postura, oltre a seguire i profili social e la pagina facebook del mio studio

https://www.facebook.com/studiomainirovereto/

Puoi scrivermi una mail all'indirizzo studiomaini@dottmaini.it anche solo se vuoi sciogliere qualche dubbio o chiedere qualcosa riguardo gli argomenti del libro che ti hanno più interessato.

Se questo libro ti ha insegnato qualcosa o ha migliorato la tua vita, la cosa migliore che puoi fare è consigliarlo ai tuoi amici e conoscenti, magari anche solo prestandogli la tua copia, o regalarglielo facendogli così una gradita sorpresa. Faccio anch'io spesso così perchè credo molto nella condivisione tra amici o parenti e nel continuo miglioramento personale.

Mi auguro anche di poterti incontrare magari a qualche seminario dal vivo o a una presentazione del libro in qualche libreria, per conoscerti e stringerti la mano personalmente.

Arrivederci a presto!

**Se il libro ti è piaciuto
vai su Amazon e lasciami una recensione a 5 stelle!**

Ringraziamenti

Nel corso della mia vita ho conosciuto molte persone che mi sono state vicine e mi hanno ispirato e incoraggiato a raggiungere gli obiettivi che mi ero prefissato e che tuttora ancora devo raggiungere. Ringrazio in primo luogo i miei genitori, che hanno creduto in me invitandomi costantemente a impegnarmi e a studiare. I loro insegnamenti e i loro esempi hanno fatto di me la persona che sono. Ringrazio mia mamma Giovanna, che mi ha trasmesso la disciplina nel pormi davanti alla vita di tutti i giorni, ma sempre condita con tanta dolcezza. Ringrazio mio padre Piercarlo, che mi ha trasmesso l'amore e la passione per il mio lavoro, e col quale ho avuto la fortuna di condividere molti anni della mia vita e che mi manca molto. Ringrazio mia moglie Flavia, con la quale ho condiviso un cammino di amore e di crescita comune, visto che stiamo insieme dai tempi del liceo ed è sempre stata al mio fianco nelle varie avventure della nostra vita. Ringrazio mio figlio Federico, che mi ha dato tante soddisfazioni, come diventare maestro di sci, e che sta intraprendendo anche lui la strada del papà poiché frequenta la facoltà di odontoiatria, e al quale auguro di avere la stessa passione sul lavoro del nonno e del papà, che non vede l'ora di trasmettergli tutte le sue conoscenze.

Ringrazio anche tutti i maestri, i professori universitari, i colleghi medici, i mentori e i coach che ho frequentato, condividendo dei percorsi comuni, cercando di prendere sempre il meglio di ognuno in modo da diventare così "la miglior versione di me stesso".

Ringrazio anche tutte le persone che ho conosciuto o con le quali ho anche incrociato solo uno sguardo, e tutti quelli che mi conosceranno attraverso questo libro, ai quali, magari leggendo anche solo una frase, ho contribuito a migliorare anche di poco la qualità della vita e la salute.

Buona vita a tutti!

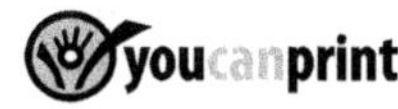

Finito di stampare nel mese di Novembre 2018
da Andersen S.p.A.
per conto di Youcanprint *Self-Publishing*

Sustainable Wastewater Treatment and Pollution Control